患者はなぜあなたの話をきかないのか？
メディカル・ダイアローグ入門

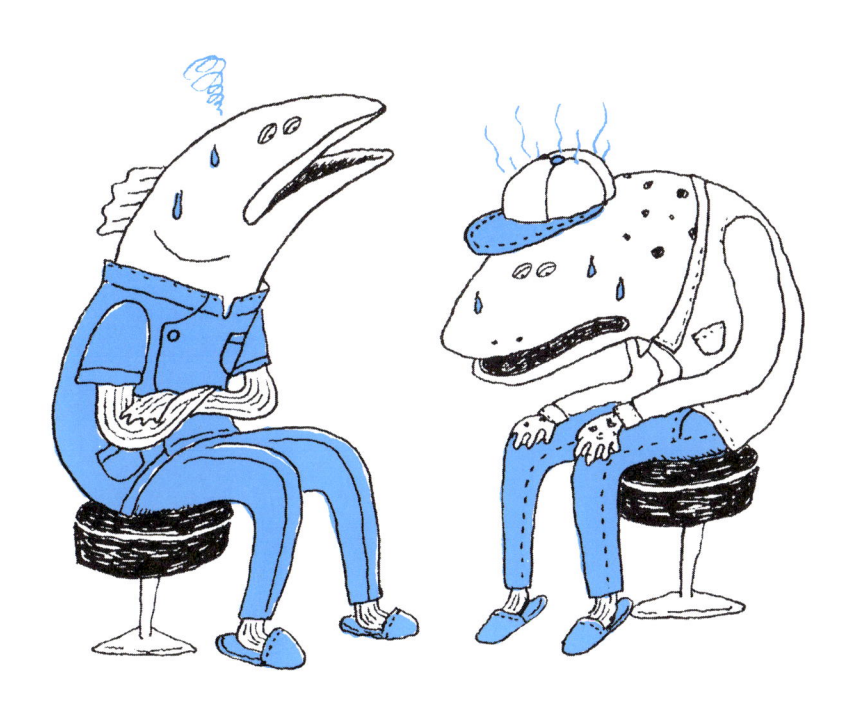

尾谷　幸治
　　　　　著
大野　純一

This book is originally published in Japanese
under the title of :

KANJA WA NAZE ANATA NO HANASHI O KIKANAINOKA ?
MEDIKARU DAIARO-GU NYUUMON
(Introduction to Medical Dialogue)
OTANI, Koji
Consultant
ONO, Junichi
Ono Dental Office
©2014 1st ed.
ISHIYAKU PUBLISHERS, INC.
7-10, Honkomagome 1 chome, Bunkyo-ku,
Tokyo 113-8612, Japan

Contents

005　プロローグ

007　Lesson 1　"私"を知る　―コミュニケーションの前に―

017　Lesson 2　"無意識"を知る

029　Lesson 3　無意識下の"望み"を知る

037　Lesson 4　相手の望みを"訊く"

051　Lesson 5　意味不明・実現不可能な望みには？

065　Lesson 6　選択肢を提示する

081　Lesson 7　相手との関係を切らないためのスキル１
　　　　　　　― イエスセット ―

089　Lesson 8　相手との関係を切らないためのスキル２
　　　　　　　― ２つのコミュニケーションを使いこなす ―

101　エピローグ

108　あとがき

デザイン：吉村光恵
イラスト：オカタオカ

で，馬を拾った所から4マイルほど行ったところで，ようやく馬はある農家の庭に入って行きました．
農夫が「おお，帰ってきたかい．どこでやつを見つけたんだい？」と聞いてきました．
私は言いました．「ここから4マイルほど離れたところです」
「なぜ，ここだってわかったんだい？」
私は言いました．「僕は知りません……馬が知っていたんです．僕は道の上を走らせてきただけです」
……これが心理療法のやり方だと，私は思います．

『ミルトン・エリクソン入門』1995より

主な登場人物

僕………………… 開業歯科医

不思議な教師…… コミュニケーションの専門家，カウンセラー

プロローグ

　その"不思議な教師"に初めて会ったのは，ある暑い夏の日で，先代から歯科医院を引き継いで2年が経った頃のことだ．

　僕はそれまでいくつかの歯科医院で働き，どの医院でもスタッフや院長と良好な関係を築いてきた．最後に勤めた医院では，副院長という立場で大勢のスタッフを率いていたし，退職の際には"世界一の副院長"として盛大なパーティで送り出してもらった．世界がすべて味方になってくれたような気分だった．

　ところが経営者になった途端，その世界はがらりと変わってしまった．
　とくに，それまで自分が仕事をするうえで常識と思ってきたことが，自分の診療室のスタッフにも患者さんにも通用しないことに愕然とした．イライラする毎日．僕は疲れはてていた．
　「経営者は孤独なんだよ」とは，以前にお世話になったベテランの院長のコトバ．自分が経営者になってみて初めて体感する，重みのある言葉だった．そんな頃，心理学を勉強し始めた僕は，ミルトン・エリクソン博士のことを知った．

　ミルトン・エリクソン博士（1901-1980）は，20世紀に活躍したアメリカの精神科医・心理学者だ．彼は心理療法の世界をたった一人で覆してしまった．博士の技法は独創的で，普通の会話をしながら絶妙な言葉のニュアンスを使って短時間，そして短期間で相手の心の問題に対処した．ときには，日常会話だけで相手を催眠状態に入れたこともあったという．
　博士のアプローチは死後になって，遺されたテープや記録，ビデオなどから弟子たちによって研究・分析され，多くの書籍が出版された．いまでは精神医学のみならず，カウンセリングや広告・プロパガンダ，そしてビジネスなど，"コミュニケーション"が関係するあらゆる分野に影響を与えている．

インターネットでいろいろ調べてみると，エリクソン博士の考え方をベースにした"メディカル・ダイアローグ"という医療者向けのコミュニケーションセミナーを見つけた．セミナーはインターネットでのみ不定期に告知され，あっという間に定員になるため，僕はさっそく申し込んだ．

　セミナー当日．教室に指定されたアパルトマンは，労働者や移民が多く住むエリアにあった．古い建物のかなりくたびれたエレベーターで5階に上がると，フロアの一番奥が，その"不思議な教師"の教室兼住居であった．
　僕は，勇気をふりしぼってドアのチャイムを鳴らした．

　中から出てきたのはもじゃもじゃ頭の大柄な，メガネをかけた青年．セミナーの主催者だった．ただ，短パンにTシャツという，医療分野のセミナーの教師としてはあまりにも開放的な恰好をしていた．

　セミナーはダイニングキッチンで"彼"を囲み，緑色のキャンプ用の椅子に座って行われる．部屋の広さをみると，せいぜい5人が限度だろう．正面にホワイトボードがあり，反対側の壁の本棚には，普段僕たちが目にすることなどない古今東西の心理学，精神医学から催眠療法をはじめとする心理療法の本などが並んでいる．そのほかにも現代思想や論理学，倫理学，そして哲学の本がぎっしり並んでいた．もじゃもじゃ頭の彼のイメージどおりなのは，本棚の隅にあった恋愛テクニックの本くらいだろう…．
　部屋の隅の冷蔵庫の上には，受講生を見下ろすかのようにカエルの親子がベンチに座った金属製の置物がある．とても不思議な雰囲気の部屋だった．

　そして，僕たちはその日から数カ月間，この不思議な教室で，不思議な教師の話に笑い，驚愕し，納得しながら，患者さんとの関係を考えていくことになる．

Lesson 1

"私"を知る

― コミュニケーションの前に ―

"私"ってなに？

　そのセミナーには，僕を含め男性ばかり5人の歯科医師が参加していた．皆，雑誌などで見かける有名ドクターたちだったのには驚いた．
　そして，最初のレッスンはある意味，僕にとてつもなく大きなインパクトを与えた．

　自己紹介の後，その不思議な教師はこんな質問からレッスンを始めた．

　――ところで，ドクターたちは"私"の定義ってなんだと思いますか？　たとえば，皆さんがいつも巻いている腕時計，これって"私"ですか？
　「違うと思うなぁ」

　――では髪の毛は？　これって"私"？
　「"私の一部"ではあると思うけど……」

　――では髪の毛を切った，その切れ端．これは"私"？
　「切り離された瞬間に"私"ではなくなると思う」

　――そう．爪はどうでしょう？　皮膚に堆積した垢は？　"私"の一部だと思いますか？　いったいどこまでが"私"なのでしょうね？
　「……強いて言うと，僕の脳かなぁ」

　――でも，手術で脳の一部を切り取っても"私"を認識することはできますよね．どこまで切ったら自分を"私"と認識できなくなるのかは誰も知りません．テクノロジーが進歩すると，ひょっとして物体としての脳自体も将来必要なくなるかもしれない．たとえば，外部ハードディスクのようなものに"意識"が存在できるようになれば．
　「ＳＦ小説にありそう（笑）」

——その一方で，自国の選手がオリンピックで金メダルをとったとき，まるで"私"自身がメダルをとったかのように喜ぶ人がいます．苦難を克服して歩む他人に共感して，"私"のことのように涙を流す人もいます．

　つまり，ボクたちは自分の肉体以外に対しても"私"という感覚をもつことができるのです．そう考えると，"私"に関して解剖学的な定義はできません．

「だったら，それは形のないものなのかな？」

　——では，これから皆さんでそれぞれ"私"を定義してみましょう．

　まず，皆さんにはファーストネームがあって，ファミリーネームがありますよね．ほかにも"私"を定義できるものをホワイトボードに書いてみてください．

　受講者は言われるがまま，"私"を定義づけられる事柄をホワイトボードに挙げていった．僕はこう書いた（↓）．

男性
19××年 ×月×日生まれ
寒い地方の出身
××高校，××大学卒業
職業は歯科医師で，開業している
妻と2人暮らし
学生時代はフットボールの選手で，生徒会の役員をしていた
フットボール観戦が趣味
時間があれば読書をしている
アルコールはあまり飲まない
肉と野菜が好物

――そこまででいいですよ．限りなくいろいろな項目が出てきました．挙げればきりがないでしょ？
　でも，それらの項目にはたった一つ，共通点があります．なんだと思いますか？
　「え，なんだろう？　わからないなぁ」

　――それらの情報はすべて"他人との違い"を表していませんか？
　「名前，生年月日，職業名……ああ，そうか！」

　――名前なんてまさに，"他人との違い"を示す役割を担っていますよね．"私"を定義しようとすると，「私は××である」と"意識"で考えますが，それらは無数の**"他人との違い"という情報**から成り立っています．ですから，その無数の情報をすべて除去してしまったら，何も残りません．
　いわば"私"とは，膨大な"他人との違い"によってのみ存在する実体のないものなのです．

　そんなこと，これまで考えもしなかった．

　――そして，ボクたちの"意識"は人生のなかでその情報を常に書き換えています．
　この意識による"情報の書き換え"は，心にも作用します．
　「情報の書き換えって，どういうこと？」

　――たとえば，可愛がっていたペットが死んでしまったら，誰でも悲しみを覚えるでしょ？
　そのとき，"ペットの××ちゃんの飼い主"という情報が書き換えられることになり，"私"の定義に"ゆらぎ"が生じるわけです．それが心に作用し，悲しみや喪失感を生み出すのです．

私

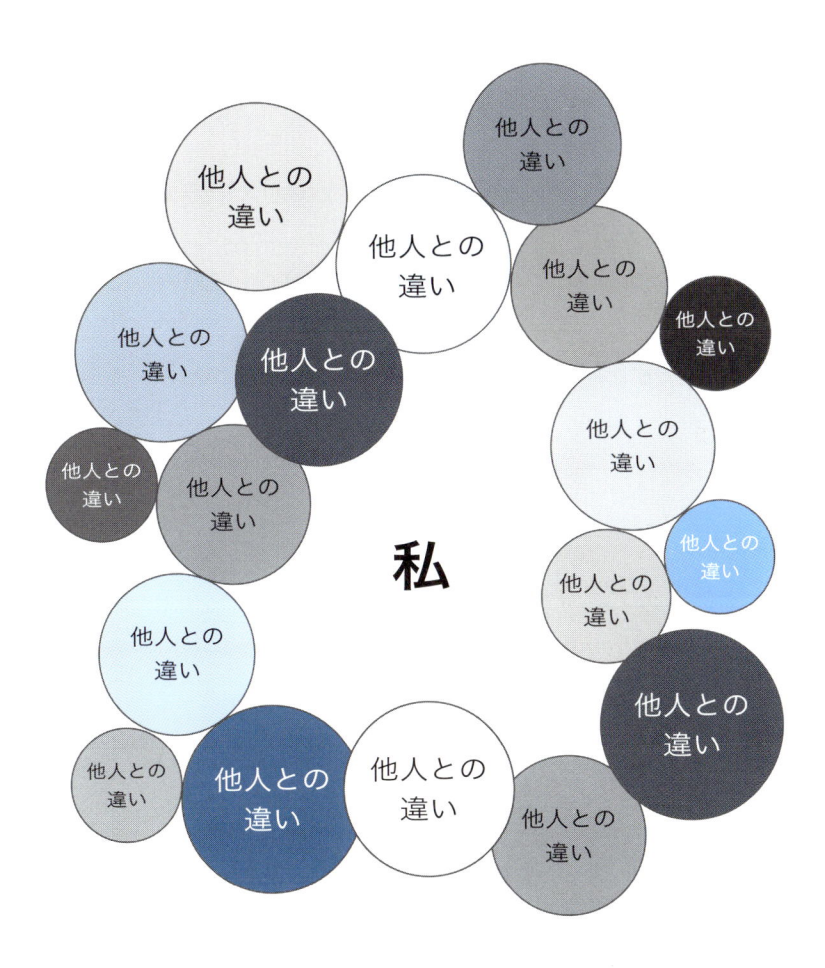

他人との違い

──先ほど言ったように，"私"は解剖学的に定義できるものではありません．ボクは，**"私"とは"「私とは何か？」を考え続けるプロセス"**であると思っています．
　時々，"本当の私"を探し出そうとする人っていますよね．旅に出ちゃう人もいるでしょ？
　「インドとかね」（一同爆笑）

　──そうそう．でも今言ったように，"本当の私"なんていう実体のあるものは存在しないのです．"本当の私"は"「私とは何か？」を考え続けるプロセス"なのですから，「本当の私って……」って考えた瞬間に，「そこにいるじゃん！」と指さして教えてあげられます．
　デカルトは偉大でした．大昔に，「我思う，故に我あり」って言い放ったのですからね．

　僕らにとってはユニークな，でも説得力をもつ見解だった．真剣に"本当の私"を探して悩んでいる人にとっては，身も蓋もない教えかもしれないけれど．

　──"私"を定義するには，もう一つ重要なことがあります．
　今日は全員男性ですが，たとえば，なじみのレストランのトイレに入ろうとしたら，従業員に「女性用はあちらですよ，メアリーさん！」と言われたとします．皆さんはそのとき，①私は男で，②メアリーなんていう名前ではない，と思うでしょ．
　ところがそれからしばらく経って，用事でプライベートバンクを訪れたときに，担当者から「これはメアリーさん．いつもお取引ありがとうございます」と言われたとします．
　そしてそれ以降，家族や友人など周りの人すべてが皆さんを"メアリーという名前の女性"として扱っていったら，ドクターたちは"私"を維持し続けることができるでしょうか？

「まるで映画や小説みたいだけど，そんな状況が延々と続いたら，僕は耐えられないだろうな．頭が狂う前に，メアリーという女性になっちゃったほうがホッとすると思う」

——そうでしょうね．
このたとえ話からわかることは，**私が"私"でいるためには"他者の承認"が必要だ**ということです．他者が承認してくれることによって，私が"私"でいられるのです．
「それがコミュニケーションの役割？」

——役割の一つです．

want to 思考と should 思考

——ボクは心理療法も仕事にしています．ちょっとその話をしましょう．
心理療法が必要な人の大多数は，他人からみればごく些細な問題で思い悩んでいるものです．自分ではどうにもならないことを自身の問題として捉えてしまう．そういった人は，**"私"の定義が広すぎる**のです．

——たとえば，「夫が家事を手伝ってくれない」という悩みをもつ女性は，配偶者を"私"の定義に入れてしまって，家事を手伝うべきなのに，と思っています．
「子どもが勉強しない」と悩む親は，"子どもを思う心"の美名の下に介入しすぎて，子どもの抵抗にあうと戸惑ってしまう．"私"の定義の中に子どもを入れて"子どもも私自身"と思い込んでいるのですね．
家族のことを自分同様に考えるのは愛情ともいえますが，固執しすぎると，コントロールできないときにストレスや怒りとなって表れます．その場合，心理療法で行うのは，クライアントの"私"の定義を書き換えてあげること

です．書き換えると，配偶者や子どもの問題を"私"の問題と切り離して考えられるようになるので，心が楽になります．

　僕たちはどんどん，この不思議な教師の話に引き込まれていった．

　──人には"意識"と"無意識"があります．これは，19世紀にフロイトによって提唱されています．
　"無意識"は「××したい」「(他人に)××してほしい」などの"want to"という思考を担います．レストランでメニューを見て瞬間的に食べたいものが決まるときは，まさに"無意識"が働いています．
　一方，"意識"は「私は××であるべき」「(他人は)××するべき」などの"should"をベースにした思考を担っています．レストランのメニューを見たときに，食べたいものがあったけれど健康を考えて違うものを選んだ，ということはありませんか？　この場合は"意識"が働いています．

　──この「××すべき」という"should思考"は大多数の動物では不可能で，人間独自に発達したものと考えられています．たとえばイヌは，「昨日は食べすぎたから，体調を考えて今日は餌をもらってもほどほどにすべきだよな」なんて考えません．
　また，ビルが立ち並ぶ都会を想像してみてください．ビルの建築は人間以外にはできませんよね．なぜでしょう？
　「言語の発達があったから」

　──正解．それともう一つは？
　「……役割分担？」

　──素晴らしい．正解です！　このクラスは優秀だ！
　人間は集団で高度な役割分担ができるのです．言語で情報交換ができ，意識で役割分担の感覚が理解できる．

自分に対しては「私は××すべき」，他人に対しては「あの人は××すべき」という思考は，まさに"should"がベースになって成り立っています．それによって高度なミッションが達成できるのです．

　──Should 思考は，自分に向けられた場合は自己をコントロールし，人に向ければ他人を動かす強力なパワーの源になります．
　ただし，その思考が強すぎると，先ほど言った"私"の定義が広がりすぎてしまい，とても苦しい．「どうしてあの人はああなのだろう！」「どうして私はこうでないのだろう……」という考えが頭を支配してしまうからです．

　この頃の僕は，どちらかというとshould思考が強かったと思う．
　Should思考が強すぎると，どうしても他人への要求が強くなってしまうものだ．この頃，診療室のスタッフや患者さんといった他人への要求が満たされず，不満を抱くことが多かったのは事実だ．
　短パンとTシャツ姿の不思議な教師に，今後のヒントを与えられたレッスン1日目だった．

Lesson 2
"無意識" を知る

その日は，不思議な教師のアパルトマンへ少し早めに着いた．
　ところが，チャイムを鳴らしてもなんの反応もない．もう一度押す．しばらく待つ．やっぱりなにも反応がない．
　諦めて帰ろうとしたとき，ドアの向こうでガサゴソと音がした．そしてギィィッとドアが開いて，彼が顔を出した．明らかに寝起きの顔だ．おまけにメガネが曇っている．

　——あれぇ，今日でしたっけ？　忘れてた！　うぉー，寝坊した．よかった，よかった，起こしてもらえて．ありがとうございます！

　ちなみに彼は，これまでも何度か寝坊して受講生に起こされているらしい……．

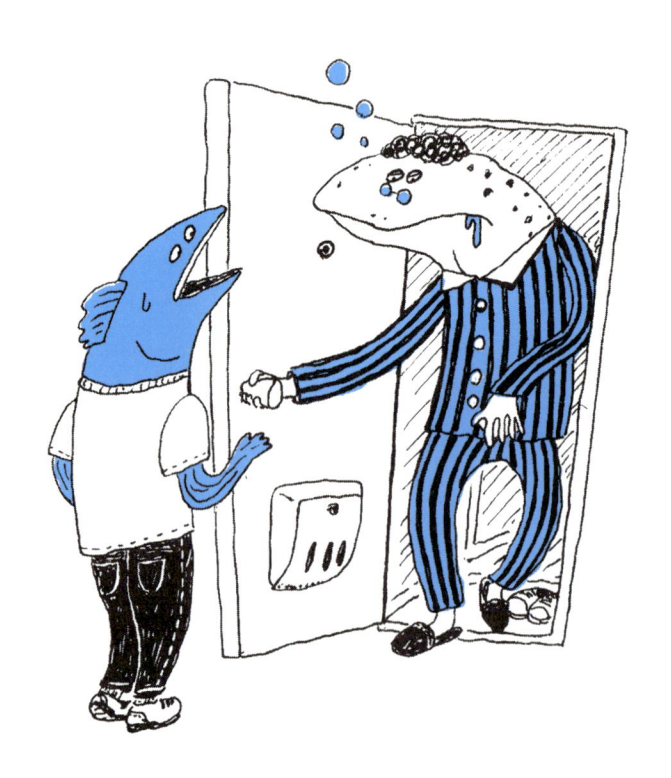

寝起きの彼がパジャマ姿であわててセミナースペースを掃除している間，僕は近くのカフェへ人数分のカフェオレとクロワッサンを買いに行った．彼は「砂糖たっぷり！」とリクエストしてきた．

戻ると，他の受講生も到着して部屋の掃除を手伝っていた．皆で掃除をしているうちに，不思議な連帯感が生まれた．ひょっとして，これは彼独特のマジックなのだろうか……．いや，それは考えすぎだろう．

それから，まるで朝のドタバタなどなかったかのようにレッスンが始まった．

"意識"と"無意識"

── 前回のレッスンで，人には"意識"と"無意識"があるという話をしましたよね．今日はまず，ちょっとした実験をやってみましょう．

今から，意識してわざと呼吸してみてください．息を吸う．そして，次に吐く．これを4回ほど繰り返してください．

── はい．意識的に呼吸できましたか？

息を吸うこと，息を吐くこと，どちらも自由にできたと思います．息を吸っている自分も，吐いている自分も自覚することができたでしょう．

ところで，「意識してわざと呼吸してみてください」とボクに言われる前，皆さんは自分が呼吸していることを自覚していましたか？

人間はオギャアとこの世に生まれた瞬間から今にいたるまで，ずっと呼吸をし続けています．これは，無意識的な行動です．

── ボクたちは，歩きながらいろいろと考え事をします．でもそのとき，自分の歩き方に意識を向けているでしょうか？

「右足を踏み出すために，まずは右足を持ち上げる．そのとき，左足一本で体を支えるからバランスを取るために踏ん張って……」なんて一歩一歩意

識しながら歩く人はいません．頭ではほかのことを考えていても，無意識に足が動いて家まで運んでくれます．

　――では，なぜ"無意識"などという妙なものがあるのでしょうか？　それは，**人間が意識的に処理できることは，同時には1つだけ**だからです．
　頭の中で「789＋493」と計算しながら，同時に「海辺のリゾートでリラックスしている自分」を想像し，その体の感覚を頭の中で味わうことはできるでしょうか？　おそらく無理ですよね．
　ボクたちの日常生活や仕事では，同時に複数のことを処理しなければならない場面が多々ありますが，1人の人間が同時に複数のことを行えるのは，"無意識"の働きによるものなのです．

　僕は，むし歯の治療をしているときを考えてみた．タービンを握って歯を削りながら，同時に患者さんの表情や動きから痛みを感じているかどうかを察する必要がある．手を動かしながら「はい，もうすぐですよー」と，患者さんに言葉をかけたりもする．それを可能にしているのが"無意識"というわけだ．

　――たとえば暗闇の中にステージがあり，たくさんのダンサーが踊っています．ステージ上でスポットライトが当たる場所は観客から見えますが，スポットライトは一つだけで，カバーする面積も狭い．このスポットライトが当たっている部分が"**意識**"なのです．ステージ上にはほかにもダンサーがいるのですが，スポットライトが当たっていないので見えません．これが"**無意識**"．
　スポットライトはある程度，自由に動かすことができ，スポットライトが動くたびに，照らし出されるダンサーは変わります．必要なとき，必要な場所にスポットライト，つまり"意識"は向けられます．
　このように，ボクたちの生活がうまくいくように，意識と無意識は常に協力し合いながら機能しているのです．

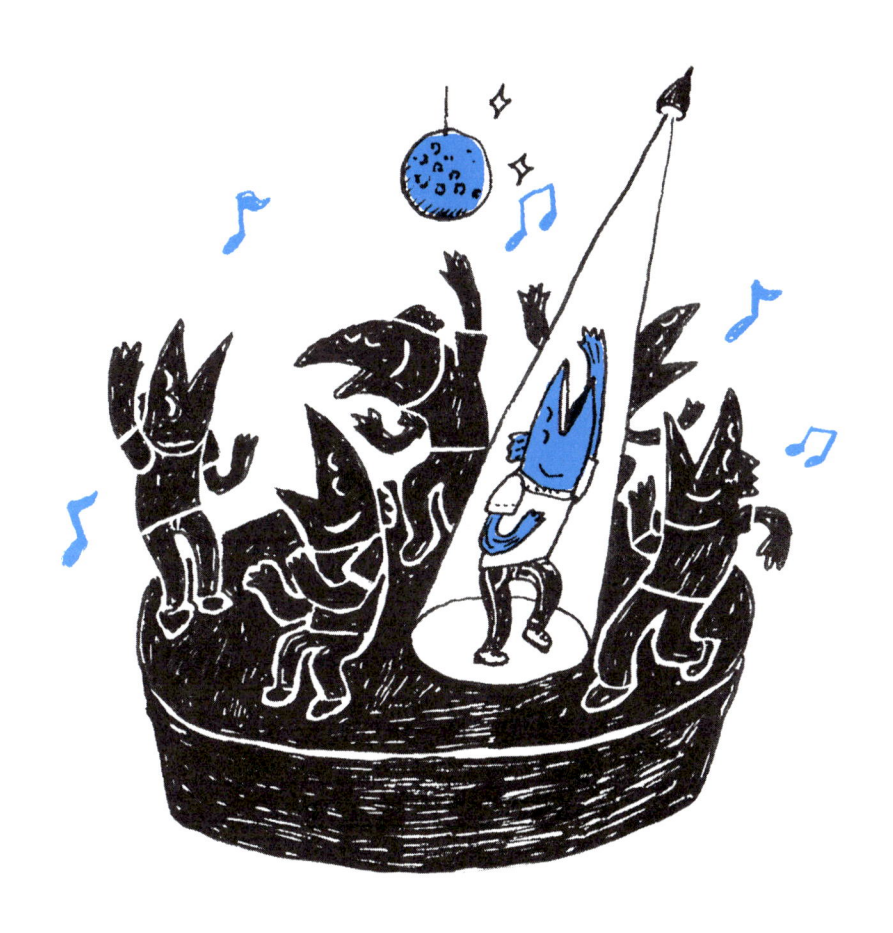

人の思考や行動を支配する"無意識"

——ドクターたちは，診療室に患者さんが来て一言，二言会話を交わしただけなのに，「この人の治療はスムーズに進みそうだな」とか，「トラブルが起こるかもしれないな」と感じることはありませんか？

そういう直感って，なぜかよく当たるんですよね．経験豊富なベテランのドクターほど，よく直感が働くと思います．

——これは自覚されていない無意識的な思考，判断によるものです．

経験を積むほど，過去に診た多くの患者さんの情報が記憶として頭の中に蓄積されています．日頃は全く思い出しもしなければ，意識もしていないでしょう．それでも記憶はしっかり頭の中に残っていて，新たな患者さんを目の前にしたとき，脳内のデータベースを瞬時に検索するのです．

しかし，なぜそのように感じるのかという理由は，自覚できません．なぜなら，素早く瞬間的に結論を出すのが最優先なので，データベースを検索して結論を出すまでのプロセスは"無意識的"に行われるからです．

——このように，人間の行動の大部分は無意識の働きによって決まっているので，患者さんに働きかけるときにも，無意識の働きを計算に入れて考える必要があります．

意識的な努力で無意識をコントロールするのは，とても難しい．まず無理，と言っていいでしょう．いくら言葉で相手に意識的努力を呼びかけても，無意識的行動には効果がないんです．

「なるほど．歯を磨くという行為も，その患者さんにとって習慣になっているかどうかが指導のポイントになりそうだね」

——そう，習慣は無意識がベースになっています．無意識的行動と呼んでもいいでしょう．**患者さんの生活習慣に変化を起こしたいのであれば，患者さんの意識ではなく，無意識に対して直接働きかける必要があります．**

この"無意識に対して働きかける"という感覚をもつことが，ドクターたちにとって，患者さんに正しい変化を引き起こすための鍵なのです．

人を動かす原理

　次に，不思議な教師はホワイトボードに"**人を動かす原理**"と大きく書いた．

　——患者さんをどう動かすか？　共に仕事をする診療室のスタッフをどう動かすか？　ドクターたちばかりでなく，これは社会に出ると誰もが直面する問題です．ボクのセミナーに来る人は多かれ少なかれ，皆悩んでいます．
　でも，その原理・原則はたった一つです．それはですね……．

　その途端，携帯電話の着信音が隣の部屋から聞こえてきた．
　それと同時に，彼は講義を中断，寝室兼書斎になっている隣の部屋へウサギのようにダッシュした．
　いったい何が起こったのだろう？？

　戻ってくると，彼はこう言った．

　——いま鳴りましたよね！？　携帯電話の音がしましたよね？　２日前に携帯電話を失くしてずっと探していたのですけど，やっぱりあの部屋にあるということか……．

　いまや，彼の"意識"はレッスンではなく，消えた携帯電話へとすっ飛んでしまったようだ．

「僕の携帯からかけてみたら，置いた場所がわかるんじゃない？」

――おお！　ナイスなアイデア．お願いします．〇〇〇-△△△△-××××です．

そして，再び隣の部屋へダッシュ．
携帯電話はなんのことない，散らかった机の上の書類の山に埋もれていた．

――あった，あった．いやー，よかったです，ほんと．

セミナーを再開してすぐさま，彼は僕たちにこう訊いてきた．

――ところで，いまボクが動いた理由はなんだと思いますか？
「着信音が鳴ったから？」

――着信音は単なるきっかけ．ボクが動いたのは，携帯電話を探したかったからです．**つまり「～したい」という"望み"があって，そこにきっかけがあれば人は動きます．**
いいですか，これはこのレッスン最大で最強の教えです．しっかりメモしてください！

教師はホワイトボードにこう書き殴った．

> 望みが明確であればあるほど，
> 　　　　人が自ら動く確率は高くなる

僕は一瞬，拍子抜けした．当たり前のことじゃないか……．
でも，この当たり前のことを僕たちは真に理解していないことが，このあと次々と露わになる．

人の心に生まれる"抵抗"

——人は，自分の望みに対しては積極的に動くものです．

でもいまの場合，ドクターのほうから先に「携帯電話は大切だからレッスンを中断して探すべきだ！　さあ，探してきて！」と強く言われたとしたら，ボクの心には「でも，いまはレッスンの最中だしなぁ……」という気持ちがわいてくるかもしれません．

——他人から命令や強要をされると，たとえ理屈のうえでは正しくとも，心の底にはなにか引っかかる気持ちが起こる．これが"抵抗"と呼ばれるものです．

これは無意識の働きによるもので，無意識の大切な機能でもあります．他人から命令されることをすべて受け入れてそのとおりに動いていたら，自分の生命が危機に陥る可能性があるからです．

——抵抗が生まれるには3つの条件があります．
① **それを望まない場合**
② **大きな変化を要求されたとき**
③ **選択肢が奪われたと感じるとき**

ドクターがボクに携帯電話を探すよう強要したら，そのときにボクが感じる"抵抗"は，"携帯電話を探さない"という選択肢が奪われたことによって生じるものです．

——たとえば，赤の他人がいきなりドクターのところにやって来て，真剣な顔で，
「今年の年収をすべて私に預けなさい！　半年後に5倍にしてみせるから．さあ早く！」
と迫ってきたら，どう思いますか？
　「え，僕は嫌だなぁ．絶対，その人の言うことをきかないと思う」

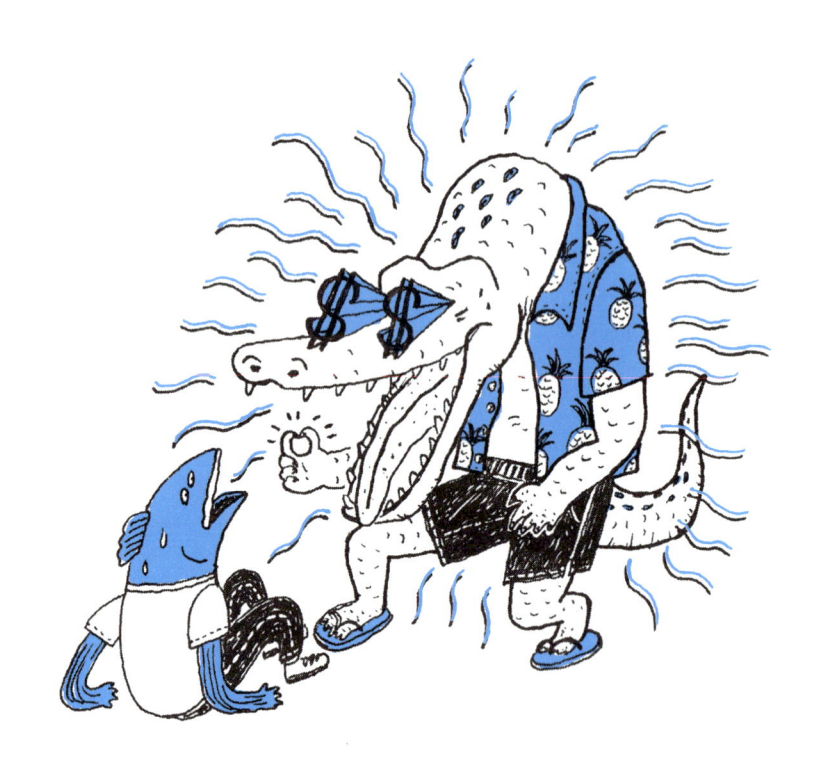

——それが"抵抗"なんですね.

まず，①ドクターはそれを望んでいないし，②大金を知らない相手に渡すということは大きな変化ですし，③大金を渡すか渡さないかという選択肢を相手がドクターから奪っているからです.

——ところが，ドクターは1年後に診療室を改装するために多額の資金が必要で，そんなときに投資で大成功している仲の良い兄弟が来て，「医院の改装って大変なんだね．よかったら私にお金を預けてみない？ 1年で5倍にする大きなチャンスがあるから．でも，大金だから無理にとは言わないけど」と言ってきたとしたら，どうでしょう？

「うーん，それでもお金を預けるのは迷うと思うけど，さっきの知らない人に預けることに比べたら，ちょっとくらい話を聞く気になるかもしれない」

――同じことを言われているのに，抵抗が少なくなるのはなぜでしょう？

この場合，改装資金が欲しいという"望み"をドクターがもっていて，仲の良い兄弟からの申し出であり，さらに相手が「よかったら」という言葉でドクターの"選択肢を保障"してくれています．

「なるほど．診療室で患者さんとのコミュニケーションがうまくいかないのは，患者さんの無意識の抵抗が大きくかかわっているからなんだね」

――人を動かすには，この"抵抗"を避けて，相手の"望み"に沿うことが大切．

また，たとえその時は動いてくれなくても，お互いの関係は切れないので，未来につなぐことができます．

歯科医療の現場では，患者さんは"抵抗"する．歯科のプロフェッショナルの立場から最善の治療法を勧めても，患者さんから「NO」と言われてしまい，気まずい雰囲気になることもある．

不思議な教師がセミナーで教えてくれるスキルの根底にあるのは，この**"抵抗"を回避する**という考えだ．

ベテランの臨床医は，たいていそのスキルに長けている．しかし，彼らはそのスキルをたくさんの失敗を重ね試行錯誤のなかで自然に習得しているので，他人に教えるのは難しい．個々の類似したケースにおいてはアドヴァイスできるだろうが，体系化して伝えることができないのだ．

メディカル・ダイアローグはそういう意味で，とてもユニークなスキルであると思う．

Lesson 3
無意識下の"望み"を知る

前回の寝坊事件を教訓として，今回からクラスを代表して僕がレッスン前日に，不思議な教師にスケジュール確認の電話をすることになった．
　電話をしたら，彼は明るく軽くこう言った．

　──あ，そうでしたね．いやー，ほんと助かります！　ありがとうございます！

　電話してよかった……．彼の感謝の様子だと，たぶん明日のレッスンのことなど，すっかり忘れていたのだろう．

　それにしても，受講生が教室の準備を手伝ったり，レッスンの予定を電話で確認したり，僕たちは普通のセミナーでは考えられないことに遭遇している．そして，明らかに僕たちは自発的に動いている……それも気持ちよく．
　いま僕たちは，彼から人を動かす一つの方法を学んでいることは間違いないようだ．

無意識は自動で"望み"を叶えようとする

　皆さんが他人に動いてもらいたいときには，なにをするだろう？
　説得する，懇願する，命令する，などさまざまな方法を時と場合によって使い分けると思うが，相手が思いどおりに動いてくれるとはかぎらない．
　その成否にはなにが影響しているのだろう？　不思議な教師は，砂糖のたっぷり入ったコーヒーを飲みながらこう答えた．

　──**人の行動を左右するのは，無意識レベルでの望み**です．
　先日，こんなことがありました．ボクはコンピュータに向かっていたのですが，ふと気づくと冷蔵庫のドアを開けて呆然と立っていました．一瞬，「あれ？　何をしようとしたんだっけ」と戸惑って，「麦茶を飲もうとして冷蔵

庫を開けたのか」と思い出しました．隣の部屋に行き，冷蔵庫を開けるまでは半ば無意識的に体が動いていたのです．

人の無意識はいつでも自動運転で望みを叶えようとします．その結果，自分自身を動かす確率が大きく上がるのです．

「じゃあ，僕たちの患者さんも，無意識レベルで望んでいることだったら治療に協力的になってくれるのかな？」

──患者さんも同じで，無意識は望みに向かって本人を動かそうとします．ドクターたちが患者さんの望みに沿って動けば，患者さんの無意識はドクターを受け入れ，素直に指示に従ってくれる可能性が格段に上がります．

無意識下の"望み"を探る

以下は診療室ではよくある会話例だが，ちょっと目で追ってみてほしい．

歯科医師	「こんにちは，今日はどういったことで来院されましたか？」
患者	「前の先生に4番めの歯を抜かれてしまいまして，ちょっと不安になって歯科医院を変えてみようかと」
歯科医師	「抜かれてしまったのですか」
患者	「ええ．それに咬み合わせも前から気になります」
歯科医師	「咬み合わせではどういった症状があるのですか？」
患者	「痛みはないのですが……．奥歯の噛み合わせが悪いので咬み合わせを高くするようにと，前の先生は言っていましたが，前歯も黒くなってきているのですけど」
歯科医師	「前歯が黒くなっているのは，いつ頃気づきましたか？」
患者	「前の先生に言われてからなので3カ月くらい前です．次はこの歯も治療しなければいけないようで，また抜かれる

のではないかと思うと怖くて，抜いた後は食べ物が詰まるし」
歯科医師　「では，前歯から診てみましょう」
患者　　　「また抜かれてしまうのでしょうか？」
歯科医師　「それは診てみないとなんとも」
患者　　　「抜かれてしまった歯も，本当は抜かないで済む方法があったのでしょうか？」
歯科医師　「いや，それも診てみないとわかりません」
患者　　　「前回抜かれた時もずいぶん腫れて痛かったんです．それに，本来あるべき歯を抜いてしまうのは自然じゃないでしょう？」
歯科医師　「はあ……」
（信頼関係ができないまま，患者さんが延々と不安を述べる）

　読んでおわかりだと思うが，問診にすらなっていない．患者さんは漠然とした不安や不満をもってはいるが，具体的な"望み"のカタチになっていないので，患者さん自身も混乱している．

　──このようなケースでは，患者さんの望み，すなわち**"なにがどうなったらよいのか"**を探ることが，混乱した状況を打開する鍵となります．
　さらにドクターが，**「今いちばん気になっていることは何ですか？」**と，問題を扱う優先順位についての問いを投げかければ，患者さんはどこから問題を解決してもらいたいかを考え始めます．なかには，それらの問いに答えることで初めて自分の望みに気づく患者さんもいるでしょう．そうなれば，ドクターを味方とみなし，治療に対し俄然，協力的になるはずです．
　どんな場面でも簡単に使える，きわめて強力なテクニックです．

　患者さんの望みに焦点をあてると，問診はどう変わるだろうか．

以下の会話例は，メディカル・ダイアローグのトレーニングプログラムに参加していた他のドクターが報告してくれたケースだ．

歯科医師　「たくさん問題がおありのようですが，ご自身でいちばん困っていることを挙げるとするとなんでしょう？　もちろんいろいろあるでしょうが，まずはいちばん気になっていることを聞かせていただけますか？」
患者　「歯を抜いた部分がどうなるのか心配なことです」
歯科医師　「抜いた部分がどうなったらよいのですか？」
患者　「うーん…，食べ物が詰まるので，なにか悪い状態になっているのではないかと」
歯科医師　「わかりました．歯を抜いた部分がどんな状態かをチェックして，悪い状態であれば良くする．そうして安心できる状態になればいいということですか？」
患者　「はい．そうです」
歯科医師　「では，その部分から診ていきましょう」
患者　「はい」
（患者さんは安心して歯科医師の治療に身を任せる）

　――パッと読んだだけではわかりづらいかもしれませんが，とてもスマートな対応ですね．困っていることで頭がいっぱいの患者さんに「いちばん気になっていること」を尋ね，それが歯を抜いた部分だとわかると「抜歯した部分がどうなったらよいのですか？」と，さらにその部分に対する患者さんの望みを知るための問いを投げかけています．
　ただ，この患者さんは，ドクターが"望み"を尋ねているのに「なにか悪い状態になっているのではないか」と"不安"を述べています．"望み"を尋ねられても"不安・悩み・問題点"で答えてしまう人はけっこういるんです．

033

「そういうケースは，どう対応したらいいの？」

——「抜歯した部分がどうなるのか心配」→「抜歯した部分に対して安心したい」というように，悩み・不安・問題点を裏返すと望みに変換されます．ただし，それが患者さんの本当の望みかどうかは，本人に確認しなければわかりません．そこで，ドクターは「安心できる状態になればいいということですか？」と尋ねています．

大切なのは，患者さんが「××したい」「××になりたい」「××してほしい」と望んでいることを正確に把握し，それに沿って治療を進めることです．

主訴は患者さんの"望みの入口"

不思議な教師は，"望み"についてもう一つアドヴァイスしてくれた．

——ドクターたちにありがちなのが，自分の望みと患者さんの望みを混同してしまうこと．

「むし歯があるのだから，いますぐ治してほしいはず」と，ドクター自身の感覚で患者さんの望みを決めつけ，治療を進めてしまうケースをしばしば聞きます．ドクターは，患者さんも治療してほしいはず，と思い込んでいるから，「今日，治しちゃいましょうか？」と確認もしない．

これは**歯科医療のプロにとっては当たり前でも，コミュニケーションのプロからみると，とても深刻な問題**です．

僕らは臨床経験を積んでいくと，初診の患者さんの問診だけでも，直感的に主訴の原因や病名が浮かぶようになってくる．また，患者さんの主訴以外にも問題を見つけると，ついついそれを指摘し，改善したくなる．メディカル・ダイアローグを学ぶ前の僕は，まさにそうだった．

また，技術に自信が出てくると，咬合にしろ，歯周治療にしろ，歯科医師

の頭の中にはなにか"理想的な形"があって，その方向にもっていこうとする思考パターンが働きがちだ．

　これが患者さんの"望み"と異なる場合，診療室では"ドクターの願望VS患者さんの願望"という，対立の構図が生まれてしまう．

　現役のカウンセラーとしての顔をもつ，僕たちの不思議な教師はこう教えてくれる．

　——カウンセリングを仕事にしている人間は，クライアントが自分で考えている問題，症状や兆候を"本当の問題への玄関口"として考えます．でも，クライアント自身は，「その問題が解決すれば，すべてが解決する」と思っていることが多い．そういったケースは厄介なんです．
　けれども，エリクソン派のカウンセラーであれば，一見関係がなさそうな問題であっても，逆にそれを"利用"します．クライアントの訴える症状や兆候を入り口にして，本当の問題へアプローチする道筋を探っていくんです．
　「僕なら，本当の問題や原因をストレートに言っちゃうなぁ」

　——ドクターは，知らない人が医院の玄関から入ってきても驚かないでしょ？　でも，その人が突然，天井から院長室へ穴をあけて降りてきたら，びっくりしませんか？
　患者さんの主訴を訊くというのは，他人の家に玄関から入ることと同じなんですよ．まず，患者さんが自ら訴える部位や症状に向き合ってください．患者さんが「左下が気になる」と訴えているなら，そこがメインの問題でなくても，まず左下から診察を始めることです．それはある意味，相手に対する"礼儀"でもあります．
　患者さんの主訴を入り口にして，本当の問題を探ってください．そして，**それを最後に患者さんの"望み"に置き換える**．そうすれば，ドクターと患者さんは，利害を共通とする仲間の関係になります．
　すべては問診からなんですよ，ドクター！

ところで，何度指導しても，プラークコントロールが改善しない患者さんは，皆さんの診療室にもいるだろう．患者さんの健康を一所懸命に考えて治療計画を立てても，それが受け入れてもらえないこともあるだろう．その理由がはっきりしないときは，こちらも不安だ．

　でも，不思議な教師の話を聞いてわかった．僕たちは患者さんの心の入り口に立っていないのだ．きちんと入り口から入れば，患者さんは僕たちを招き入れてくれるのだろう．指導や治療はそれからだ．

　――今日の話を理解しても，医療現場では患者さんの望みにそのまま沿えない場合もあるでしょう．そこで，まずは次回のレッスンまでの1カ月の間に，自分の中の思い込みを捨てて患者さんの望みを正しく把握し，それを理解したことを患者さんに伝えるようにしてみてください．患者さんとのラポール（治療的信頼関係）はそこから始まります．

　家に帰ってからも僕は考えた．
　いままでの僕は，患者さんに"予防歯科"を押しつけていたと思う．現場の臨床医として予防歯科を強力に推し進めることが当然の義務と考え，それを強力に実践することが臨床医としての理想像であると考えていたのだ．
　ところが診療室で予防歯科の啓発を試みると，それに良い反応を示す人がいる一方，表面上は同意してもその後の行動に変化がない，あるいは露骨に迷惑そうな顔をする患者もいた．それでも繰り返し行っていけば，熱心な低リスクの患者さんが多く来院する立派な「予防型クリニック」になるだろうと考えていたのだが，それもちょっと違うと感じ始めていた．
　予防は大切．それは当たり前だが，**僕たちと患者さんとでは予防に関する"優先順位"が違うことがある**．今回のレッスンで，まずこれに気づいた．たとえ患者さんが僕の前では予防に理解を示すような態度をとっていても，抵抗をもちながら他人の指示や意向に沿い続けるのは不幸な状況である．
　われわれ医療者の価値観の押しつけが，患者さんたちを不幸にしている可能性がある……深く考えさせられるテーマだった．

Lesson 4

相手の望みを"訊く"

先週，突如レッスンが1週間延期になった．
　というのも，不思議な教師が腸炎でダウンしたのだ．1週間，流動食しか口にしていない間に3キロ痩せたという．90キロを軽くオーバーしていた体重がもうすぐ80キロ台になりそうだ，と興奮気味で僕たちに報告してくれた．
　1週間で3キロ……ビミョーな減量……．

　受講生の一人が，「得意の催眠でダイエットはできないんですか？」と質問した．

　──いやぁ，どうやら僕の無意識には"食べたい"という強固な信念がこびりついているらしくてですねぇ．この場合，たとえば……（このあと延々言い訳をカマす）

患者さんの話はなぜ長い？

　皆さんは患者さんの話を聴くのにどのくらい時間を取っているだろうか？
　患者さんの話を聴くのに多くの時間を割こうと思っても，現実にはなかなか難しい．臨床現場は忙しいからだ．しかし，ときとして話がとてつもなく長い患者さんがいる．同じ話を繰り返し，それでもなにが言いたいのかよくわからないことが多い．
　こういうときの対応について，不思議な教師はこう言った．

　──どう時間を取るかよりも，"なぜ話が長くなるのか"を考えてみたらどうでしょう？

　いつものように甘ったるそうなコーヒーを手にしながら，不思議な教師は，ホワイトボードにこう書いた．

原因 → 結果（今の状態）

　――相手の話を最後まで聴いてあげるのはとても大切なことなんですけど，それが得意な人はそう多くないと思います．
　悩んでいる人の話って，たいてい長いですよね．「また同じ話か……」「いつまで続くんだよ……」「意味がわからないぞ……」なんて思いながら患者さんの話を聴いていること，ドクターたちにもあるでしょ？

　僕の頭に，すぐさま数人の患者さんの顔が思い浮かんだ．

　――カウンセリングには"傾聴"というスキルがあって，相手が言うことをなんでも受け入れて，ウンウンと頷きながら聴くことが大切とされていますが，単に人形のように頷いていても相手の話は終わりません．
　原因の多くは，相手の頭が"お悩みモード"になっているから．「どうしてなのだろう……どうしたらいいんだろう……なにが悪いのだろう……なにが問題でこうなったんだろう，ああ……」なんてね．
　「確かに，僕の患者さんのなかにも，話が堂々巡りで何をしてほしいのかよくわからない人がいるよ」

　――そう，問題が発生したとき，人は2つのタイプに分かれます．いま言った"お悩みモード"に頭が働き始めてしまう人と，頭が"解決モード"に働き始める人．仕事のできる人，あまり悩まない人はほぼ例外なく，"解決モード"に頭が働きます．これはアタマの習慣なんです．
　そして，人生における問題の多くは，悩みとして大きくなるまでに無数の原因が絡んでいます．

　そう言うと，教師はまたホワイトボードにこう書いた．

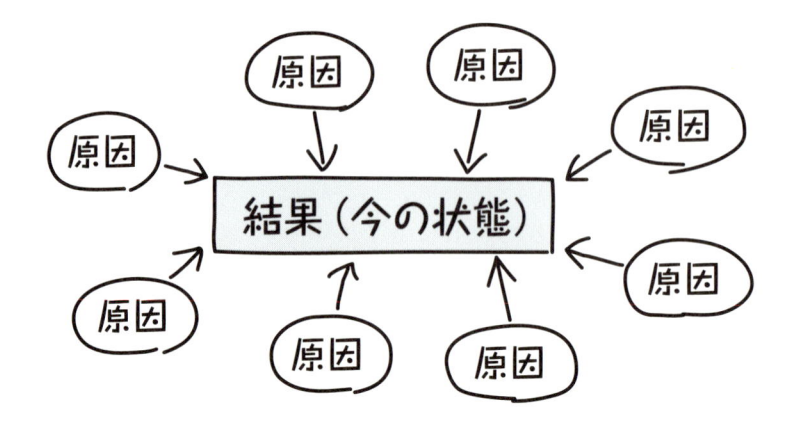

```
    原因      原因
      ↘    ↙        原因
原因 →              ↙
      結果（今の状態）
      ↗    ↑  ↖
原因          原因
      原因  原因
```

——そもそも，カウンセリングでこれらの原因すべてを取り除くことは，ほぼ不可能です．

「で，どうするの？」

——簡単です．**"聴く"から"訊く"にチェンジする**んです．

「まだよくわからないけど……」

——**"傾聴"ではなく，"質問"する**んです．

悩みの原因は無数にあり，それがアヤトリみたいにぐしゃぐしゃに絡まっていて，他人が整理・分析して除去していくのはとうてい不可能．しかも，悩みの原因の多くにはその場にいない第三者が絡んでいるので，なんらかの答えを出すのも難しい．そんな人を"解決モード"に導くには，こうします．

教師はまたまたホワイトボードにこう書いた．

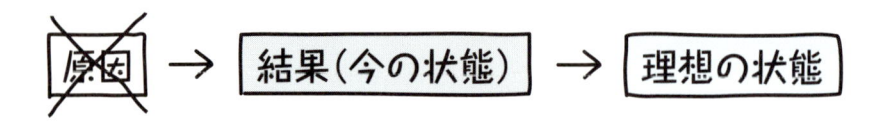

~~原因~~ → 結果（今の状態） → 理想の状態

——悩みの原因には触れずに，"その人がどうなりたいか？"に時間を使うわけです．
　魔法のフレーズを教えましょう．さあ，一緒に大きな声で言ってみてください．

「どうなったらいいなぁ，と思いますか？」（一同大合唱）

　へっ？　僕は呆気にとられた．そんなのでいいのだろうか？　ただ，患者さんにこんなふうに訊いたことはこれまで一度もなかったような気がする．
　いままで僕は，患者さんの悩みに対して瞬時に解決法を提示してきた．それが，歯科のプロフェッショナルだと思っていた．

「どうなったらいいなぁ，と思いますか？」

　先月，50代の男性の患者さんが咀嚼時の痛みを訴えて，僕の診療室に来院した．X線写真を見ると明らかに歯根破折があり，保存は不可能．僕は十分な時間をかけて抜歯と投薬の説明をし，抜歯後はブリッジで対応すると話して，次回の抜歯の予約を取るよう患者さんに伝えた．しかし次の予約の日，患者さんは来なかった．
　不思議な教師は僕にこう尋ねた．

　——患者さんは，ドクターにどうしてほしかったのでしょうね？
　「まず，痛みを取ってもらいたかったのだと思います」

　すかさず，教師はこう聞いてきた．

　——痛みを取って，どうなりたかったのでしょうね？
　「ブリッジにしたかったのだと思います」

──え，なぜわかるのですか？　訊いてもいないのに．

そう言われて，僕は何も答えられなかった……．

──その患者さんは，ドクターの言うとおりブリッジにしたかったのかもしれないけれど，実は別の望みがあったのかもしれないですよね？
　たとえば，翌日に大切な会食があるから応急処置のみでよかったとか，痛み止めの薬がほしかっただけとか，セカンドオピニオンが聞きたかったとか．それにドクターは，抜歯後はブリッジと決めつけているけれど，痛む歯を抜いてもらうだけでいいという患者さんもいるんじゃないですか？
　前のレッスンで言ったでしょう？　人は"望み"があれば動くと．その患者さんの望みが，ドクターの治療計画である"抜歯してブリッジ"と一致していたら，よほどのことがないかぎり通院してくれますよ．
「そうか……．じゃあ僕は，患者さんに"どうしたいですか？"と訊くべきだったんだね」

──ブッブーーッ！　だめ．その質問絶対だめ！　ああもう，ドクターたちはどうして皆こうなのだろう……（苦笑）．
　いいですか！
「**どうなったらいいなぁ，と思いますか？**」**は理想の状態を訊く質問**．
「**どうしたいですか？**」**はそれに至る方法（手段）を訊く質問**．
　よく誤解されるけど，この2つ，全く違いますよ！
「はぁ……」

──ドクターからいきなり治療の方法を訊かれても，患者さんは困るだけです．
　たとえば，ドクターが家を建てたいと思ったとき，建築家から「どの工法でいきますか？」「どの資材を使いますか？」といきなり訊かれても困るでしょ？　まず「どんな家にしたいか？」について話し合うはずです．

それと一緒なんですよ．
　まず"どうなりたいか"があって，次に"どうしたいか"という手段がくるんです．この順序が逆になったり，最初の質問がなかったりすると，ドクターがいきなり治療方法の説明を始めて，それを押し付けてきたと感じる患者さんもいるでしょう．そうなると，初診時に患者さんと良好な関係はつくれません．そこのところ，気をつけてくださいね！

　彼のアドヴァイスはいつも的確で鋭い．多くの歯科医師を指導しているだけあって，僕たちに共通する問題を実によく理解してくれているのだ．

さらに望みを"訊く"

　――それと，これもドクターたちがよくやる間違いですけど，いきなり「どうなりたいですか？」と訊いても，たいていの患者さんはポカンとしてしまいます．そんなことを診療中に訊かれるのは初めてでしょうし，"歯科治療によって自分がどうなりたいか"なんて考えたこともないでしょうからね．
　だから「どうなりたいですか？」の意味はそのままに，「どうなったらいいなぁ，と思いますか？」と質問したほうが，患者さんは答えやすいんです．言葉のニュアンスは微妙で繊細ですからね．
　「痛いとか噛めないって言う患者さんは多いけど，治療後の自分のイメージを語ってくれる人はいないもんな．だけど，ドクターと患者さんで治療後にどうなったらいいかを共有しておくことは大切だね」

　――そうなんですよ．
　「どうなったらいいなぁ，と思いますか？」の質問で患者さんから"望み"が訊けたら，すかさず「それと？」とか「ほかには？」と訊くこと．**人は，訊かれれば答えようとする習性があります**．それを使って，できるだけ多くの望みを患者さんの口から語らせてください．

043

これには多少のトレーニングが必要ですけど，これからみっちりやっていきます．要は，ドクターの質問「どうなったらいいなぁ，と思いますか？」に答えていくうちに，患者さんの脳内スクリーンに，自分が悩みや問題から解放されたときのイメージが描かれればよいのです．

　"どうなりたいか"のイメージがはっきりし，きっかけを与えられれば，患者さんはそれに向かって自分で歩き始めるでしょう．

　このレッスンからしばらく経って，他院で作った義歯が噛めないという70代の女性の患者さんが来院した．2カ月前に作って何度も調整してもらったけれどうまく噛めないし，上顎の義歯も落ちてくるようになったらしい．口腔内を診察して，ピンときた．義歯の外形の設定が間違っているのだ．師匠の"デンチャー大魔王"がいつも若手にぼやいていることだ．患者さんの顔の表情を観察すると，咬合高径も合っていないようだった．

　少し前の僕だったら，すぐさま新しい義歯を作ることを提案して，予備印象を取り始めていただろう．でも今回は違った．

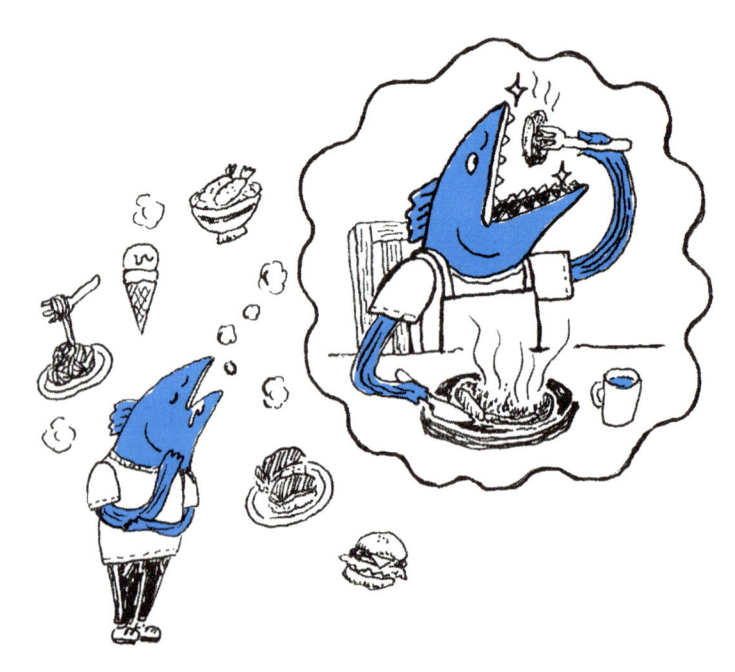

僕　「入れ歯が噛みづらそうなのは拝見してよくわかりますが，この入れ歯がどうなったらいいなぁと思いますか？」
患者　「先生，ちゃんと噛めるようになりたいわ．これじゃ痛くて食事ができないから」
僕　「それと？」
患者　「そうねぇ……，ちょっと前歯が大きすぎる感じがするから，自然な感じになったらいいわね」
僕　「そういえば，そう見えますね．ほかには？」
患者　「そんなところですかねぇ」
僕　「ありがとうございます．今の入れ歯を少しずつ直していってもAさんのご希望のようにできるけれど，嫌じゃなければ新しい入れ歯を作ったほうがいいかもしれませんね．全部まとめてやり直せるので，そのほうが早いですし，どうしましょう？」
患者　「だったら先生，新しく作ってくださいよ」

　気持ちいいくらいスムーズに患者さんの望みを訊くことができ，患者さんも治療方針に納得してくれた．
　僕らの仕事の大半は，病気になった原因を除去することだ．だから自然と，原因を分析してそれに対処する思考パターンが確立されてしまっている．ところが，"人"の問題となると，患者さんが"どうなりたいか"を知り，それを共有することでその後の治療がうまく進むことを知った．なんだか，とてもすっきりした気持ちになった．

望みの訊き方　5つのポイント

　不思議な教師はいつも，「相手の望みがはっきりすれば，問題の80％は解

決したも同然」と言っている．これはどういう意味だろうか？

　——症状が同じでも，診療を受けて"どういう状態になりたいのか？"という望みは，患者さんごとに異なります．

　たとえば「歯が揺れて，物を噛むと痛い」という患者さんが来院して，一見して治療不可能な状態だと，ドクターたちの頭の中には瞬時に"抜歯→補綴"という方程式が駆け巡るでしょう．それが医学的には正しくても，対話もなく治療を始めたら，はたして100％感謝が返ってくるでしょうか？

　「以前の僕は，自分の考えるベストの治療方法が患者さんにとっていちばん良いこと，と信じて疑わなかったから感謝されているものと思ってきたけど，もしかしたら違う患者さんもいたかもしれないな」

　——患者さんの望みを知らなければ，ドクターたちはその患者さんに何をすべきか判断できないはずですよ．

　おそらく，"望みを訊き出す"という作業は，ある種の心理療法として機能しているのだと思う．"質問すること"は，コミュニケーションにおいてとても大きな力をもっているのだ．患者さんの望みを訊くことに関して，レッスンの中で板書された大切なポイントを以下に書いておく．

望みの訊き方　5つのポイント

① 「〜したい」「〜してほしい」というカタチにする
② 否定形を含まない
③ なるべく詳細に，具体的に
④ 単語の意味を一致させる
⑤ 相手のポジティブな感情を確かめる

① 「～したい」「～してほしい」というカタチにする

　患者さんに"望み"を訊くと，「××が悪いんです」「××になりたくないんです」などと，"問題"を返答してくる人は実に多い．"問題"があるということは，その裏側に必ず「～したい」「～してほしい」という"望み"があるはずなので，それを訊き出すことが大切だ．
　望みを訊いても問題ばかり返答する人には，こう訊いてみるといい．
　「××の代わりに，何がどうなったらいいなぁ，と思いますか？」

② 否定形を含まない

　以下の文章を読んでその指示に従ってほしい．さあどうぞ！

「緑色のサンタクロースを想像しないでください」

　どうだろう．きっと皆さんの頭の中には，逆に緑色の服を着たサンタクロースが現れてきたと思う．これは，われわれの"無意識"が「××しない」といった否定形を理解できないからだ．
　患者さんに望みを訊いたとき，「××したくない」というカタチにしてしまうと，無意識は××の部分のみをインプットすることになる．だから，「むし歯になりたくない」「歯を失いたくない」という望みを語る患者さんとの対話をそこで終わりにすると，「むし歯」「歯を失う」が無意識にインプットされてしまい，予防行動につながりにくい．
　ではどうしたら，本来の望みのカタチにもっていけるだろう？　不思議な教師のアドヴァイスはこうだ．

　——「その問題がなくなったら，何ができるでしょう？」と訊くことが大切です．

　僕の診療室で治療を終えた50代の男性患者Aさんも，その後のメインテナンスの話になったとき，僕にこう言った．
　「これ以上むし歯になりたくないんです」

こういう患者さんには，僕は最近，こう訊くことにしている．
「むし歯にならないと，Aさんにとってどんなイイことがありますか？」
Aさんからはこんな答えが返ってきた．
「私はスルメとか固い食べ物が好きなので，年をとっても自分の歯で固いものが食べられるといいなぁ」←これがAさんの"本来の望み"なのである．

③ なるべく詳細に，具体的に（望みの映像化）

この3つめのポイントについて，不思議な教師は僕たちにこうアドヴァイスしてくれた．

――"望み"を詳細に，具体的に訊くこと．その際の目安は，皆さんが映画監督になって，**その人の望みを映像として撮れるレベルまで訊き出す**ことですよ．

僕の診療室に初診で来院した60代の男性患者Bさんは腕のいい職人で，仕事が評価され名誉な賞を受賞することになった．ところが，それまで仕事一筋だったので歯科治療を受けたことがなく，歯が抜けてもそのままにしていた．家族に「せっかくの授賞式も前歯がないと格好悪い」と言われ，しぶしぶやってきたというわけである．残存歯がほとんどなく，残根だらけだったので義歯を作ることにした．
僕は問診で，レッスンで学んだ"映像化"を意識してこんなふうに訊きまくった．
「授賞式には何人くらいの人が来るのですか？」
「授賞式にはどんな服装で行かれるのですか？」
「会場はどんな場所ですか？」

Bさんは僕の質問に答える過程で，授賞式のいろいろな場面を具体的に考えたと思う．授賞式まで数週間しかなかったので，即時義歯を作製したが，嫌々来院したにもかかわらず，通院期間中はとても協力的で友好的だった．

授賞式には義歯をつけて晴れやかな表情で出席されたそうである．

　このように望みを詳細に，具体的に訊いていく作業は，相手の無意識を活性化し，さらに僕たちの目標をより具体的に設定できるメリットがある．

④ 単語の意味を一致させる

　患者さんの望みに抽象的なコトバが入っていたら，その意味を患者さんと一致させるべく，もっと細かく訊き出すことが重要だ．

　たとえば，患者さんの望みが"白い前歯"であったとしよう．一言で"白い"といってもいろいろなシェードがある．"映像化"の原則として言えることだが，初診の段階で「どんな白さがいいのか？」を患者さんに訊いておくこともイイ．

　シェードガイドを使って，患者さんの希望するシェードを選んでもらうことは有効だと思う．ただこれは，正確なシェードを知るためではない．希望を聞いていくなかで，患者さんの頭の中に治療後のイメージを描いてもらい，治療に協力してもらう意味のほうが大きい．

　患者さんの望みが「もっと噛めるようになりたい」なら，具体的にどんな食材のどんな料理をどのような場面で食べたいか，を詳細に訊いておく．

　ケースによっては患者さんの望みを叶えられないこともあるだろう．その場合も，なぜできないかを真摯に説明し，少しでも望みに近づくよう最大限の努力をするというメッセージを伝えれば，患者さんとの関係は崩れない．

⑤ 相手のポジティブな感情を確かめる

　ときに，患者さんの言う望みが，"本当の望み"でない場合もある．あとで詳しく書くが，"望み"は実に複雑な形で頭の中に散らばっていることもあるからだ．患者さんが望みを言ったら，**「それがあなたの"本当の望み"ですか？」**と必ず訊くことだ．

　それが本当の望みであれば，患者さんは「そうです！」と答えるだろうし（ポジティブな感情），そうでなければイマイチ納得のいかない表情を見せるものだ．ポジティブな感情のみられないときはもう一度"本当の望み"を訊

き出すことが必要になるが，時間がなければ後日でもかまわない．その質問をしたことによって，次回までに患者さんの無意識が答えを出してくれる．

傾聴法のほんとうの意味

　"聴く"から"訊く"へのチェンジという今回のレッスンは，僕にとってまさに天動説から地動説への一大転換だった！
　でも，カウンセリングなどで学ぶ傾聴法（相手の言うことにひたすら頷いて，関係を築く方法）は，問診において効果がないのだろうか？　不思議な教師の見解を聞いてみた．

　――ボクは，傾聴法には別の使い方があると思っています．
　"ペーシング"というのですが，頷いたり相づちを打ったりすることによって相手と言葉や身体のペースを合わせ，相手の無意識に自分を受け入れてもらう準備を整えるスキルです．女性は本来，とてもうまいのですが，コミュニケーション上手な人は自然にやっていますよね．「うんうん」「ハイハイ」「そうそう」なんて言いながら頷くだけで，会話が成立しやすくなります．
　だから，ペーシングができていれば，あえて傾聴法にこだわる必要はないと思います．ひたすら頷くだけで相手がずっと悩みモードのままだったら，物事は進みませんからね．

　今回のレッスンでは，患者さんの無意識が活性化される"望み"の訊き方5つのポイントを教わった．
　大切なのは，患者さんの"本当の望み"がカタチになるまで，穏やかに，ときには時間をかけて"望み"を訊いていくことだ．患者さんはこちらの質問に答えていく過程で頭の中でいろいろ考える．あとは患者さんが自ら動くのを待てばいい．この原則が身につくと，僕たちの問診はものすごいパワーをもつことになるだろう．

Lesson 5

意味不明・実現不可能な望みには?

相手の望みを訊き出すミラクル・クエスチョン

　不思議な教師から教わった「どうなったらいいなぁ，と思いますか？」という質問は，僕の臨床に革命を起こした．

　「どうなったらいいなぁ，と思いますか？」という質問を繰り返しているうちに，悩みでいっぱいになっている患者さんの頭が解決モードに切り替わっていく．切り替わると，解決は目の前だ．

　その一方で，質問に答えられない患者さん，実現不可能な望みをもつ患者さんがいることにも，気づき始めた．

　「望みを訊いても，はっきり答えてくれない患者さんにはどう対応したらいいんだろう？」

　不思議な教師は破顔で答えてくれた．

　――いるでしょ？　そういう人．
　それまで自分の"望み"なんて考えもしなかった人は，「どうなったらいいなぁ，と思いますか？」なんて訊かれても，返答に困っちゃうんですよ．「××が○○なんです！」と"問題"を返してくる人や，返答に窮して黙りこんでしまう人は一定の割合でいます．
　「この前，そんな患者さんが来て，どうしたらいいかわからなくって」

　――どうしたらいいか，知りたいでしょ？　では教えましょう．
　"魔法使いのおばあさん"を飛ばします．

　ヘッ？　魔法使いのおばあさんだって？？　僕は呆気に取られた．

　――フフフフフ……．

魔法使いのおばあさんを飛ばす，通称"ミラクル・クエスチョン"．相手の頭を悩みモードから解決モードへ一気に変換してくれる，万能なフレーズです．

　診療室でそのまま使うのは抵抗があるでしょうけど，ボクは自分のクライアントにいつもこう訊きます．

「あなたが寝ている間に，なんでも望みを叶えてくれる魔法使いのおばあさんがやってきて，持っている杖をさっと一振りするだけで，すべての物事が変わり，思い通りに叶えてくれるとします．どんなことをどう変えたいですか？」

　患者さんから"望み"が出てこないのは，頭の中が「望みなんて言ったって，どうせ叶うわけないし」という固定観念でガチガチに固まっているからです．自分の望みをはっきりさせることに不慣れなのでしょうね．その固定観念を取っ払うのが"魔法使いのおばあさん"ってわけです．

　「でも，診療室で魔法使いのおばあさんの話をするのもなぁ……」

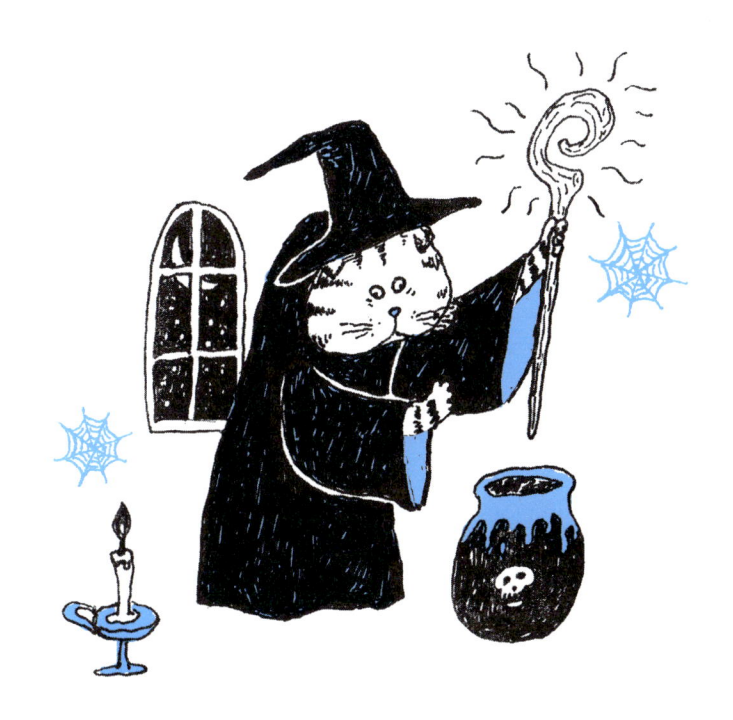

――だったら，漫画の"ブラックジャック"とか"テレビに出てくるスーパードクター"でもいいじゃないですか．要は，相手の頭に詰まっているものを取り除いてあげられればいいのですよ．

「なるほど．『ブラックジャックに頼めるとすると，○○さんだったらどうなったらいいなぁ，と思いますか？』って訊けば，患者さんの緊張も解けるだろうしね．いいかもしれない」

読者の皆さんにも，患者さんの望みがはっきりしないとき，このフレーズをぜひ使ってみることを勧める．実際に使ってみると，それがとてもとても効果的な訊き方だと実感するはずだ．

"望み"はコロコロ変化する

これもメディカル・ダイアローグを実践していくと初期に経験することだが，患者さんの望みを訊いていくうちに，それがコロコロ変化していくことがある．

次の会話も，僕の診療室で実際にあった30代の女性患者Cさんとのやりとりだ．

僕　　「Cさんは，ご自分の前歯がどうなったらいいなぁと思いますか？」
患者　「白い前歯に憧れているので，もっと白くしたいんです．私は営業職なので，今回はいい機会かと思いまして」
僕　　「お仕事柄，前歯をもっと白くしたいのですね．でもそれ以上白くするとなると，天然の歯を多少いじることになりますけど」
患者　「いじらないほうが歯は長持ちしますか，やっぱり？」
僕　　「それは，もちろんです」

患者　「そうですか……．やはり自分の歯は長持ちさせたいですね．一生自分の歯で噛めるように，お手入れなども考えていきたいです」

僕　　「では，年をとったときに，自分の歯がどうなっていたらいいなぁ，と思いますか？」

患者　「固いものが好きなので，おばあちゃんになっても前歯でお煎餅をバリバリ食べていたいですね」

僕　　「そうですか．じゃあ，おばあちゃんになっても前歯でお煎餅をバリバリ食べるにはどうしたらいいか，考えていきましょうか？」

患者　「はい，お願いします！」

どうだろう．

Cさんの"最初の望み"は「もっと白い歯」．しかし，その後の会話では「自分の歯を長持ちさせたい」になり，最後は「おばあちゃんになっても前歯で煎餅をバリバリ食べたい」に変化している．最終的には，審美治療のメリットより，「おばあちゃんになっても煎餅をバリバリ食べたい」という望みが上回ったようだ．

このように，対話しているうちに患者さんの"望み"が次々と変化していくことはよく経験するが，そのなかでどれが"本当の望み"なのかを知ることができなければ，治療は続かないだろう．

――患者さんの望みが次々と変化する場合は，前にも述べた"ポジティブな感情"を確かめることです．最後に「それがあなたの本当の望みですか？」と訊き，「そうです！」とすぐに返ってきたらそれが本当の望み．「んん？」と考え始めたら，本当の望みはほかにあります．最後に確認することはとても大切なのです．さあ，ご一緒に！

「それがあなたの本当の望みですか？」（一同大合唱）

――ボクが教えるメディカル・ダイアローグの最も大切なコンセプトは"相手の望みに沿う"ことですから，問診の最後には必ず患者さんの望みを明確にしておきましょう．

望みがはっきりすれば，ドクターと患者さんの間に共通のゴールができます．それはドクターたちがよく言う"ラポール（治療的信頼関係）"の基本的な条件なのです．

なるほど……．メディカル・ダイアローグで問診をして，患者さんの望みがはっきりした瞬間，患者さんと僕の間にスッとなにかが開通したような不思議な気分になることがある．それがラポールだったのだ．

望みの山登り ―実現不可能な望みに対して―

もし患者さんの"望み"が，どう考えても実現不可能な場合はどうしたらいいのだろう？

先日，70代の男性患者Dさんが，食事が取りにくいという主訴で来院した．歯がグラグラで，明らかに保存不可能な状態であった．

僕　　「Dさん，この歯をこのまま残しておいても，あまりよくありませんよ」
患者　「でも，歯は抜きたくないんです」
僕　　「こんなに腫れて，歯がグラグラになっていたら，食べ物も噛めないでしょう？」
患者　「いや，でも……」

僕は，いつもこういうパターンの会話を患者さんとしていたと思う．

「抜歯するしかないというような状態でも，納得してくれない患者さんがいるんだよなぁ．どう説得すればいいんだろう？」

——ドクターは患者さんを"説得"して"望み"そのものを変えさせようとして，無意識の"抵抗"を強めているんですよ．望んでいない方向に話を進めようとしているので，うまくいかないのは当然です．
「じゃあ，どうしたらよかったの？」

この相談をきっかけに，"望みの山登り"の話が始まった．

——まず"望み"の構造について理解する必要がありますね．

そういうと彼はホワイトボードに大きな山を描いた．

——たとえば，「ポルシェが欲しい」という望みAをもっている人がいるとします．その人はなぜ，そのような望みをもっているのでしょうか？
「ポルシェが好きなんじゃないかな？」

——そうかもしれないし，そうじゃないかもしれない．単に「周囲の人から注目されたい」という望みをもっていて，そのために「ポルシェが欲しい」と思っているのかもしれません．その場合，一段上の望みA'は「周囲の人から注目されたい」となります．
山の上のほうの望みは"目的"，下のほうの望みは目的に辿り着くための"手段"と考えてもいいでしょう．
「なるほど．望みのウラには必ず目的があるもんな」

——「注目されたい」という"目的"のために，「ポルシェを手に入れる」という"手段"を望んでいるわけです．さらに「注目されたい」という"目的"も，そのさらに一段上の望みA''「自分に自信をもちたい」という望みから

057

みれば，それを叶えるための"手段"となります．そして，すべての望みは，人間の根源的な欲求"幸せになりたい"につながります．

　このように，望みは山のように上から下まで階層的につらなった構造をしているのです．

　「最初に訊いた望みの一段上の望みを知るにはどうしたらいいの？」

　──「その望みが叶うと，叶わない場合に比べて何がどう違ってきますか？」
と訊いていきます．そうして出てくるのが"一段上の望み"です．

　ポルシェ君の場合，ポルシェを手に入れるという望みが叶えば「いまより

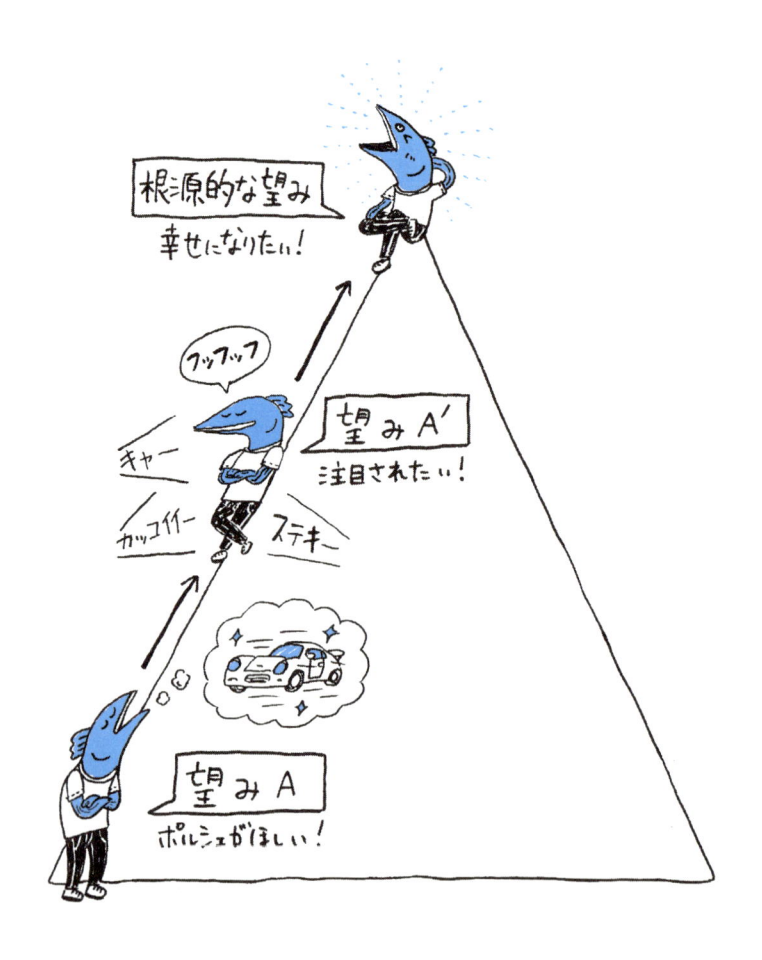

周りから注目される」ようになると考えているので，その一段上の望み「周囲の人から注目されたい」を知ることができます．
　「なるほど！　それで，ポルシェが手に入らないときは？」

　――その一段上の望み「周囲の人から注目されたい」に至る別のルートBを検討します．ポルシェ君が楽器が得意なら「路上ライブをしかける！」なんてのもアリでしょう．成功すれば，注目をあびることができますからね．
　ルートBを探すには，こう訊きます．
「じゃあ，それ（一段上の望み）が達成できるなら，他の方法でもいい？」

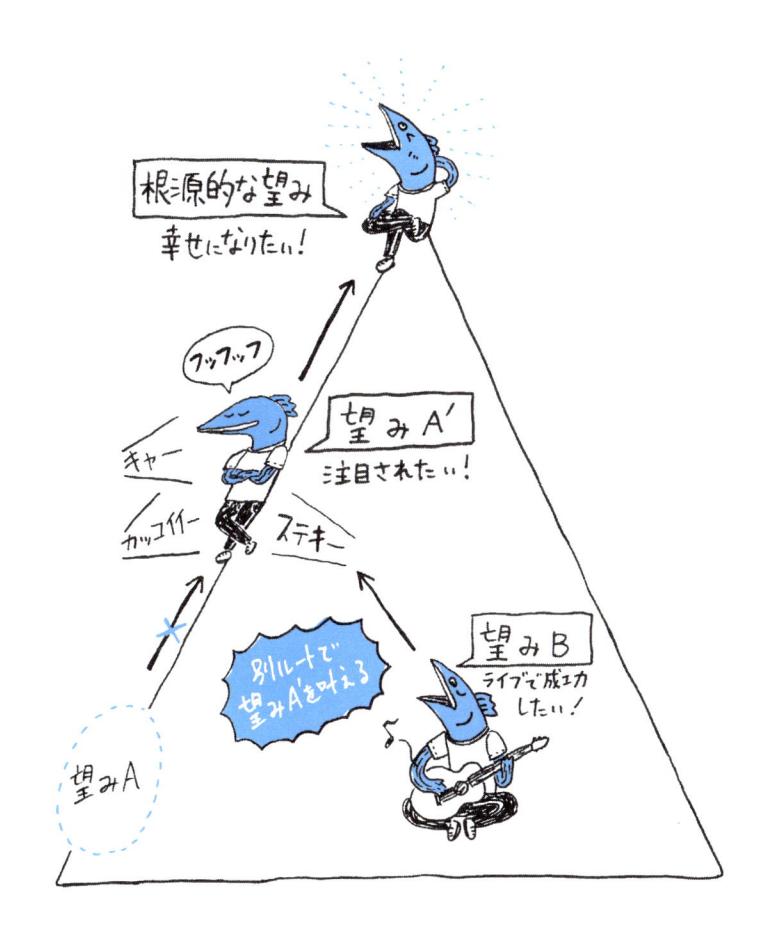

このレッスンから数日後，Dさんと同じような悩みをもった患者Eさんが来院した．60代の女性で，1本しかない残存歯がグラグラしていて，義歯を入れていたが痛みで食事ができないという主訴だった．
　僕はさっそく"望みの山登り"のテクニックを使ってみた．

僕　　「Eさんにとって，歯をそのままにしておくことと，抜いてしまうことを比べると，なにがどう違ってくると思いますか？」

患者　「なんというか，歯が全部なくなってしまうと老人に一歩近づいたような気がするんです」

僕　　「なるほど．なるべく若々しく健康でいたいということでしょうか？」

患者　「ええ！　そうです」

僕　　「それなら，歯を抜いてきちんとした入れ歯を作ったほうが若々しく健康でいられますよ」

患者　「そうなんですか？」

僕　　「ええ．いま，歯の根元がだいぶ腫れています．痛いですよね？」

患者　「はい」

僕　　「この状態だとしっかり噛めないので，食事も取れないでしょうし，あごの筋肉も弱ってきます」

患者　「ふぅん」

僕　　「でも，このグラグラした歯を抜いて，しっかり噛める入れ歯を作れば，食事にも困らないし，見た目もお口を若々しく保っていられますよ」

患者　「そうね……．じゃあ，抜いて処置をお願いします」

　不思議なくらい，治療はスムーズに進んだ．

望みを訊き出すことはコミュニケーションの強力なツール

　ちょうどその頃，"相手の望みを訊き出す"ことが，相手を動かすための強力なパワーをもつことを実感する出来事が起きた．

　当時，僕はあるスタッフにとても困っていた．
　診療室での彼女の機嫌は，まるで山の天気のように変わりやすかった．機嫌が悪いときは院長の僕に対しても返事をしないし，技工室で泣いていたかと思えば，しばらくするとスタッフの控室で大笑いをしている．数カ月に一度は，院長室に来て感情を爆発させていた．
　やがて彼女のご機嫌は，診療室の雰囲気までも左右するようになってしまった．

　不思議な行動もあった．しかも理由はさっぱりわからない．
　たとえば，診療室にボサノバの女性ボーカルのBGMが流れると，アシスタントをしている最中でも必ず不機嫌そうに曲を代えに行く．また，同年代の女性患者さんへの対応が冷たい感じがした．

　あるとき，彼女から「資格を取りたい」との申し出があった．歯科とは関係のない分野だったが，その頃には，僕は彼女に変化を期待することは諦めていたし，早く資格をとって転職してもらいたかったので，手が空いているときに限ってそのための勉強を渋々許可した．
　ところが，彼女は患者さんの来院時にも受付でテキストを開いたまま．その後も彼女の行動はエスカレートし，やがて受付の椅子を自宅から持ってきた真っ赤な椅子に代えてしまった．挙句の果てに，自分で購入した異なるデザインの制服を勝手に着始めた．
　僕は面談を繰り返したが，彼女は理屈で返してきたり，感情的になったりして，関係をより悪化させるだけだった．

対応に苦慮していたある日，スタッフが帰った後，匿名の電話がかかってきた．最初は意味がわからなかったが，しばらく聴いていると，どうやら彼女は子どもの学校の父兄会や地域のコミュニティでも問題を起こしているようだった．

　そしてある日，自宅への帰り道を歩いていると，近所に住むお年寄りとばったり会った．たしか，義歯の調整の途中で治療が中断している人だった．その人は僕の顔を見るなり，心配そうな表情でこう切り出した．
　「私，なにか受付の方の気に障るようなことをしてしまったようで……」．

　僕は，生まれて初めてスタッフに転職を勧めることにした．
　ところが，これまでにも職を転々としていたためか，彼女は僕より労働関係の法律に詳しく，不当解雇だとして聞き入れなかった．いったい彼女の過去にはどんなトラウマがあるのだろう？　僕はなにをすればいいのだろう？

　とうとう，僕は不思議な教師に相談した．話を聴いた不思議な教師は，やはり不思議な人だった．

　──おお，そんなすごい人がドクターの診療室にいるんですか！　素晴らしい！　会ってみたい！　いや，実はですね……（この後，延々熱く語る）．

　僕にとっては頭痛の種なのに，彼にとってうちのスタッフはどうやら興味の対象らしい．好奇心でウキウキしていた．
　彼はこう言った．

　──まず，彼女にトラウマなんて存在しませんよ．情緒が不安定なために診療室で怒ったり泣いたり大笑いしているのではなく，自分で情緒を不安定にしているのです．
　「なんだって？？？　どういう意味？」

──これは，アドラー心理学の"目的論"という考え方です．原因があって感情があるのではなく，ある目的があっていまの感情を作り出している，という考え方です．フロイトたちとは全く逆の発想です．
　たとえば，スポーツ選手が試合に負けたとき，それによって打ちひしがれる選手もいれば，逆にファイトがわいてくる選手もいます．これが意味するのは，試合に負けたという事実がなにかを決定するわけではなく，選手がそれにどんな意味を与えるか，によって感情が決定されるということです．
「じゃあ，彼女はなにか目的があって意図的に不機嫌になったり，泣いたり，大笑いしているっていうこと？」

──はい，そうです．でもそれは，彼女が意識的にやっているのではなく，"無意識"の作用が大きいです．
「そうなのか……．でも，周りはめちゃめちゃ気を遣うんだよなぁ」

──そこです！　彼女はそうすることによって目的を達成しているのです．ドクターとのコミュニケーションは，権力闘争のようになっていますね．
「権力闘争？　うちのちっぽけな診療室で？　それってなんの意味があるの？」

──勝つことです．勝つことで自分の力を証明したい．その手段として極端に感情を変化させているのでしょう．そうすると周りは彼女を，腫れ物に触るように丁重に扱ってくれる．規則違反しても注意されない．ある程度，相手が譲歩してくれる．
「それは彼女にとって幸せなことなのかなぁ……」

──それが幸せかどうかは，彼女が決めること．
　でも目的に適ったきわめて合理的な戦術を取っていることは間違いないですね．
「僕はどうしたらいいんだろう？」

——診療室で極端に感情を変化させることは，彼女にとってコミュニケーションの一つのカタチなのです．これまでの人生において，そうすることが目的を達成する最も有効な手段だったのでしょう．

解決策は，そんなことをしなくとも目的は達成できる，ということに彼女自身が気づくことです．でも，話を聞いたかぎりでは，すでに心理療法の範疇に入ってますねぇ．

「心理療法か……本人が希望しないかぎり無理だろうなぁ……」

——ただしね，ドクター．彼女との関係を切る，というカードはもっていいんですよ．それをもつことで，ドクターの気持ちは楽になるはずです．

相手との関係を断ち切る，というのは決して悪いことではないんです．対人関係のトラブルは，そのカードをもっていないと，とても苦しいものです．家族間のトラブルなんて，ほんと大変で……（この後，また延々熱く語る）．

翌週の診療後，僕は時間をかけて再びそのスタッフと面談した．僕にできることは，不思議な教師に教わったとおり"相手の望みを訊くこと"だけだ．

最初，彼女は自分の望みを訊かれても，僕や仕事への不満を口にするだけで，そのうち診療室とは関係のないことにまで不満を述べていた．不満をひととおり聴いた後でやっと，僕は彼女が"将来どうなりたいのか？"をより具体的に訊いていくことができた．

彼女の将来の望みはいくつかあった．まず，シングルマザーなので子どもを何不自由なく育てること，そして企業のコンサルタントの仕事に興味があること．

彼女のことでは劇的な結末が待っているが，それはエピローグで書くことにする．

Lesson 6
選択肢を提示する

今日はレッスンの開始時間になっても，彼はベランダに出てなにか必死に作業をしていた．よく見ると，タオルケットを窓にガムテープで貼り付けようとしている．

　不思議な教師の部屋には，なぜか窓にカーテンがない．なので，晴天の日はまるで温室のように暑くなるのだ．
　やがて作業が終わり，部屋の中へ入ってきた彼の背後で，あえなくタオルケットがはがれ落ちる音がした……．

　結局この日，僕たちは直射日光を避けるため部屋の奥へ移動してレッスンを受けることになった．ただでさえ狭い教室は，まるで難民船の様相を呈していた．

患者さんを"説得"するのでなく，患者さんに"選んでもらう"

　問診で"望み"が明らかになったなら，患者さんは自らそこへ至る道を選んでくれるものだ．
　しかし，葛藤を抱えている患者さんは，迷いが生じて"望み"へ至る道をなかなか選んでくれないこともある．
　今日のレッスンでは，そんな葛藤状態の患者さんの背中をそっと押す方法を学ぶ．

　ある日，僕の診療室に，近くの会社で働いている30代の男性Fさんが急患でやってきた．
　診ると，下顎第三大臼歯の周囲がひどく腫れており，対合歯が腫れた部分に咬みこんでいる．プラークが大量についており，X線写真を撮ると患歯は水平方向へ傾斜していた．

僕　　「下の親知らずの周りが腫れていますね．曲がって生えているので磨きづらいでしょうし，物を嚙むときには役に立っていませんから，抜いたほうがいいですね」
患者　「はぁ……なんとか抜かないわけにはいきませんか？」
僕　　「抗菌薬を飲めば一時的に痛みは引くと思いますが，でも，また腫れて痛んでくるはずですから，抜いたほうがいいでしょう」
患者　「抗菌薬を飲めば痛みは治まるのですね？　それでお願いします」
僕　　「薬を飲んでも効果は一時的で，またすぐに腫れてきますよ．根本から解決したほうが……」

　結局，僕の抜歯の提案は受け入れられず，抗菌薬と消炎鎮痛剤を出しただけであった．

　不思議な教師のセミナーでは，診療室での実際の患者さんとのやり取りを記録してくるという課題が出されている．メモ書き程度でいいのだが，これをやるのとやらないのとでは，メディカル・ダイアローグの実力の付き方に大きな違いが出るそうだ．
　今回の僕と患者さんとのやり取りを読んで，彼はこう話し始めた．

――ああ，やってしまいましたねぇ～．
　ドクターは学生の頃，親や先生から「勉強しなさい！」と言われるたびになぜか勉強する気が失せる．勉強しなさいと言われる直前まではそれほど勉強したくないわけではなかったのに……なんていうことはありませんでしたか？
　「あった，あった！　子どもの頃は親にそう言われると，すぐ外へ遊びに行っちゃって（笑）」

——他人から「〜しなさい」と指示や命令をされると，ボクたちにはつい，それに対して反発したい気持ちがわいてきます．前にも説明しましたが，コミュニケーションにおける"抵抗"と呼ばれる現象です（25ページ）．
　「特に理由はないんだけど，言われたとおりにやりたくないっていう気持ちになることはよくあるよね」

　——人は選択肢や権利を奪われることを何よりも嫌がります．
　「勉強しなさい」と言われるまでは，"勉強する"と"勉強しない"という選択肢の両方をもっているように感じています．ところが「勉強しなさい」と言われると，"勉強しない"という選択肢を奪われる気がする．そこで，"勉強しない"選択肢を守ろうとして，かえって勉強したくないという気持ちが強くわいてくるのです．
　「そうかぁ……納得」

　——ドクターたちの診療室の中でも，同じようなことが常に起きています．
　たとえば，先ほど報告してくれた急患Fさんのケース（67ページ）．これを読むかぎり，ドクターは親知らずの抜歯を患者さんに積極的に勧めています．医学的には正しい判断でも，患者さんは気が進まない様子ですよね．
　それは，ドクターの提案が「抜歯しなさい」という直接指示のカタチに近いからです．
　「確かに，会話のメモを読むと，僕の言葉は患者さんにそう受け取られても仕方がないね」

　——患者さんが"抜歯する"という選択肢と"抜歯しない"という選択肢のどちらももっておきたいと考えていたのなら，ドクターの提案が"抜歯しない"という選択肢を奪い取るように感じられたことでしょう．それでドクターに"抵抗"したのです．
　わかりやすく図に描いてみましょう．

そう言うと，彼はホワイトボードに天秤の図を描いた（70ページ）．

　──患者さんとしては"抜歯する"と"抜歯しない"という選択肢のどちらももっておきたい，つまり天秤のバランスを左右等しく保っておきたいわけです．
　そこで，ドクターの抜歯を勧める提案に抵抗して，患者さん自ら"抜歯しない"のほうにオモリを乗せるのです．
「そうか！　僕がよかれと思って提案したことが，患者さんを逆方向へ向かわせてしまったんだね」

　──そうなんです．
　これでは"抜歯したがる歯科医師VS抜歯に抵抗する患者さん"という構図ができあがってしまいます．
「なら，僕はどういうふうに対応すべきだったのかな？」

　──簡単です．
　"抜歯する"選択肢のほうにオモリを乗せないような話し方をすればよいのです．
「オモリを乗せない話し方？」

　──そう，オモリを乗せない話し方．知りたいでしょ？
「うんうん，知りたい！　ぜひ知りたい！」

　──患者さんに両方の選択肢を提示してどちらを選ぶか質問し，患者さん自身で選んでもらうのです．
　ここで重要なのは，カタチのうえでどちらか一方を強く勧めないこと．ドクターが，患者さんに"抜歯する"と"抜歯しない"両方の選択肢を提示することです．

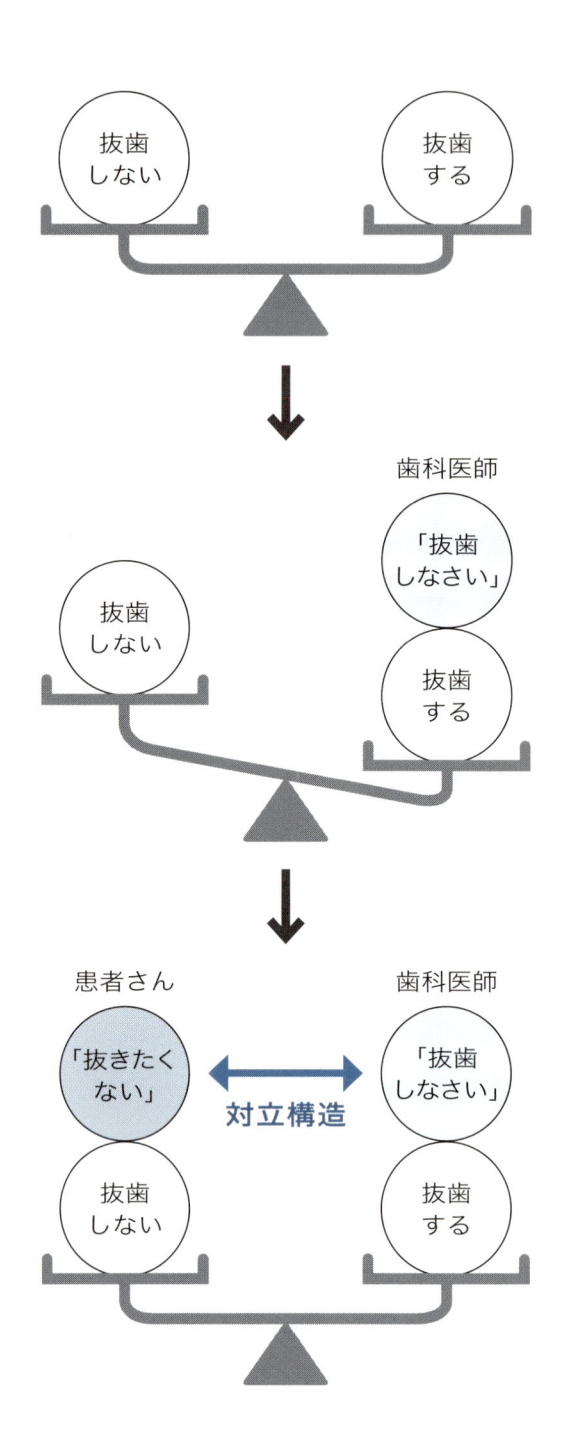

抜歯しない / 抜歯する

↓

歯科医師
「抜歯しなさい」
抜歯する
抜歯しない

↓

患者さん
「抜きたくない」
抜歯しない

⇔ 対立構造

歯科医師
「抜歯しなさい」
抜歯する

ところで，不思議な教師のセミナーを受け始めてから，僕の周りには不思議なことが次々に起こっていた．レッスンで練習したスキルにぴったり合う患者さんが，いつもいいタイミングで来るのだ．

"オモリを乗せない話し方"を教わった翌日，明らかに歯周病で保存不可能な歯に急性炎症を起こした40代の男性Gさんが来院した．

僕　「歯ぐきがかなり腫れていますね．痛いでしょう？」
患者　「はい，昨日から急に痛みが強くなりました」
僕　「レントゲンもチェックしてみましたが，対応として2つの方法があります．一つは抗菌薬を飲んで，今の痛みを一時的に抑える方法．これは手軽ですが，根本的に治すわけではないので痛みや腫れは再発する可能性があります．ですから，そのたびに治療に来ていただくことになります」
患者　「どのくらいの期間で？」
僕　「ちょっと予測はつきません．なかには長い間大丈夫な方もいますし，すぐにぶり返す方もいます」
患者　「ほかにはどんな方法がありますか？」
僕　「細菌感染の原因を元から断つ，つまり原因となっている歯を抜くことです．抜いてしまえば，その部分に今後痛みが出ることはないですし，もっとひどい状態になることもありません．ただし，同じことがほかの歯で起こらないようにするために，歯周病の治療が必要になります」
患者　「そうですか……」
僕　「いまの状態では，原因の歯を抜いてしまうのが一番いいでしょう．でも，抗菌薬で痛みを一時的に抑えることもできます．Gさんにとってはどちらのほうがイイですか？」
患者　「じゃあ，抜いてください」

すんなり抜歯を受け入れてくれた患者さんは，感謝して帰っていった．僕は，臨床医としてのコミュニケーションスキルが上達したことを実感し，嬉しくなった．レッスンで学んだことが即，臨床で活かせたのだ．
　逆に，そんなトレーニングを受けたこともなく，必要だとも思わない歯科医師がいることを思うと，ちょっと心配になった．

　レッスンでは，患者さんへ選択肢を提示するにあたって，不思議な教師から一つ注意があった．

　――これはとても大切なことですが，治療の選択肢を提示する際には，選択に必要な情報を患者さんに対してフェアにきちんと伝えてください．
　今回の問診では，「抗菌薬は一時的な対応で痛みや腫れは再発する」という医学的情報を患者さんに伝えていますね．何度も歯科医院に通いたくないとか，それ以上ひどくなったら困ると思う患者さんは，「抜歯しなさい」というドクターからの直接的な指示がなくても，抜歯を選ぶでしょう．
　「患者さんが自分で選ぶことが大切なんだね」

　――いちばんのキモはそこです．患者さんが自分で治療法を選べば，たとえ結果が悪くても，ドクターとのトラブルは少ないものです．
　ボクは長い間，横でドクターたちの雑談を聴いていますが，皆さん，本当にすごい仕事をしているんだなぁと，いつも感心します．歯科の治療も予期せぬトラブルや想定外のことが起こる可能性がずいぶんあるようですね．だからこそ，患者さんに自分で選んでもらうということの意味は大きいのです．ドクターたちには論理的な説得術ではなく，**患者さんに選択肢を与えてスムーズに気持ちよく選んでもらう**技術をマスターしてほしいと思います．

　僕は，いままで患者さんに"選んでもらう"のではなく，医学的根拠に基づいて患者さんを"説得"ばかりしていた自分を深く反省した．感情をもつ人間相手に，いくら正論を振りかざしても意味がないのだ．

患者さんが自分で道を選びやすくなる選択肢の提示方法

　不思議な教師はさらに，患者さんが道を選びやすくなる選択肢の提示方法について，細かく教えてくれた．

　——患者さんにインプラント治療を提案するという場面で考えてみましょう．こういうときの提案の仕方には，次のような言い方があります．

① 「インプラントでいきます」（指示・決定）
② 「インプラントにしましょう」（提案）
③ 「インプラントにしませんか？」（提案的質問）
④ 「インプラントにしますか？」（閉じた質問）
⑤ 「インプラントにしますか？　それとも入れ歯にしますか？」（選択肢つきの質問）

　——インプラントが提案に含まれているという点ではすべて同じですが，言い回しが少しずつ違います．

　確かに，読んでみると，このわずかな言い回しの違いによって，患者さんが受ける印象は大きく変わると思った．

　——以前のレッスンでお話ししたとおり，人間は選択肢を奪われることを嫌がります（68ページ）．そういう患者さんは，"インプラントにする" という選択肢と "インプラントにしない" という選択肢の両方をもっておきたいし，どちらを選ぶかは自分自身で決めたいと思っています．
　ですから，①「インプラントでいきます」では，患者さんは強く抵抗するでしょう．
　②の「インプラントにしましょう」は，①よりはソフトです．しかし "インプラントにする" という選択肢をやはり積極的に勧めており，"インプラ

073

ントにしない"という選択肢が奪われかけている感覚を患者さんに与えてしまいそうです．

　──③「インプラントにしませんか？」では，質問形にすることで選択肢が奪われかけているという感覚をかなり和らげることができます．「いえ，インプラントでないほうがいいです」と患者さんに断る余地を与えているからです．ただし，③のように「～しませんか？」という言い方には，「～をお勧めしますよ」というニュアンスがあるので，それを押し付けがましく感じる患者さんもいると思います．

　──④「インプラントにしますか？」であれば，③よりもインプラントを積極的に勧めている感じはありません．患者さんは「ええ，そうですね」「いや，インプラントにはしません」などとドクターに気兼ねせず，自由に好きなほうを選べます．

　──さらに，⑤「インプラントにしますか？　それとも入れ歯にしますか？」と選択肢つきで質問すると，患者さんにとっては選ぶ幅が増え，インプラントに縛られている感じがなくなります．患者さんにとって選択肢は多ければ多いほど自由に選べる気がし，抵抗も減ります．これはドクターたちにとって，その後の治療をスムーズに運ぶためにはとても効果的です．

　とても実践的な内容だと思った．こんなことはいままで考えてもいなかった．患者さんに新たなことを提案するときには，④や⑤のように患者さん自身が選ぶ余地を増やすほど抵抗が減るわけだ．
　不思議な教師は，その原理を利用して，さらに抵抗を減らす秘策を教えてくれた．ホワイトボードには新たにこう書き加えられた．

⑥「インプラントにしますか？　入れ歯にしますか？　それとも，ほかになにか考えていることがありますか？」（ふろしき型の質問）

——⑤と⑥の質問で，患者さんがインプラントや入れ歯を受け入れないときの会話例を考えてみましょう．

⑤選択肢つき質問
歯科医師「インプラントにしますか？　それとも入れ歯にしますか？」
患者　　「インプラントをするお金はないんです．でも，入れ歯は使いにくくて……」

⑥ふろしき型の質問
歯科医師「インプラントにしますか？　入れ歯にしますか？　それとも，ほかになにか考えていることがありますか？」
患者　　「ええ．とても悩んでいるんです．インプラントは高くて無理だし，入れ歯は以前入れたのが噛めなかったので……」

　——"イエスセット"というスキルがあります．後で説明しますが，患者さんに対して「ハイ」「ハイ」「ハイ」とずっとイエスで答えられるような質問をしていくことで，患者さんの無意識を信頼させ，ラポール（治療的信頼関係）を築く技術です．イエスセットの重要なポイントは，相手に「ノー」と言わせないところにあります．
　ところが，⑤の会話例では，患者さんは歯科医師の提示した選択肢「インプラント」「入れ歯」の両方に「ノー」と答えています．これだと，患者さんとの関係が切れてしまいます．
　しかし，⑥の例の質問ならば，患者さんが「インプラント」「入れ歯」の両方を選びたくないと感じていても問題ありません．「ほかになにか考えていることがありますか？」と付け加えられているからです．

　なるほど！　これならば原理上，患者さんがなんと答えても，歯科医師の提示した「ほかになにか考えていることがありますか？（あれば言ってください）」という選択肢を選んで従っている！

——⑥のように，すべての選択肢を最初から提示して，「どれにしますか？」と質問するのが"**ふろしき型の質問**"です．大きなふろしきですっぽりとすべての可能性を包み込むようなイメージです．
　患者さんに新しい提案をしたいけれど断られそうだなと感じているとき，**すべての可能性を含んだ選択肢を提示することで，その後の患者さんとの関係悪化を避けることができます**．
　「歯周病をきちんと治したいのであれば，ブラッシング指導を受けてみませんか？　でも都合が合わないようでしたら，ブラッシング指導はまた今度にして，できる範囲の治療で対処します．どうしましょう？」
　こんなふうに患者さんにもちかければ，患者さんの抵抗を引き起こすことはありません．ブラッシング指導を受ける気になってくれればそれでよし，ブラッシング指導を受けなくても，ドクターが提示した選択肢の中から患者さん自身が方針を選んでいるので，患者さんとの関係は切れません．

　さらに彼はこう続けた．

　——その一方で，これはどうしても患者さんに受け入れてもらわねばならない，強めにプッシュしたいという提案もあるでしょう．そのようなとき，狭い範囲に限定された選択肢を提示して，その中から選ばせる"**ポケット型の質問**"を使うこともできます．

⑦「今日からブラッシング指導を受けますか？　それとも次回からにしますか？　むし歯の治療が終わってからがよければ，それでもいいですよ．どうしましょう？」（ポケット型の質問）

　——⑦も選択肢を提示しており，患者さんは自分でその中から自由に選ぶことができます．
　でも，よく見てください．
　「今日からブラッシング指導を受ける」「次回からブラッシング指導を受け

る」「むし歯の治療が終わってからブラッシング指導を受ける」，3つの選択肢のどれを選んだとしても「ブラッシング指導を受ける」ことになります．質問の前提にブラッシング指導を受けることが織り込まれているからです．患者さんは自分で自由に選んだつもりになりますが，それは，実は幻想なのです．

　ポケット型の質問は，**小さく限定された範囲の中に相手をぎゅっと押し込んで，そこから選ばせる**テクニックなのです．

　——人は，質問されるとそれに答えようとする性質をもっています．選択肢を提示されて「どれがいいですか？」と尋ねられれば，意識は選択肢の中のどれを選ぶかにフォーカスします．ですから，質問の前提に組み込まれた内容（⑦の例では，ブラッシング指導を受けること）は，意識されないまま抵抗のフィルターを素通りし，無意識へと直接放り込まれるのです．

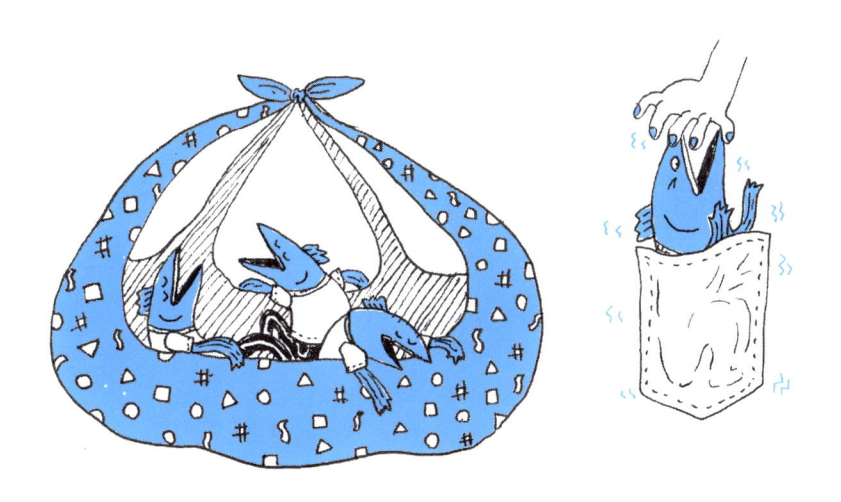

「まるで心理誘導だね！」

——いいえ，違いますよ．ポケット型の質問を使えば，どんなことでも相手を思いのままに動かせるというわけではありません．「絶対にブラッシング指導なんて受けたくない！」と心の底から思っている患者さんは激しく抵抗します．顔の表情にも表れるでしょう．

はっきり自己主張する患者さんなら，⑦のような質問をされても「私はブラッシング指導を受けたくありません！」と言うでしょう．気弱な人なら，その場ではどれかを選んでも，なにも言わずにドロップアウトしてしまうかもしれません．

いずれにせよ，患者さんが全く望んでいないことを提案すれば，ラポールは切れてしまいます．

「じゃあ，ふろしき型の質問とポケット型の質問はどう使い分けるの？」

——ふろしき型の質問は，守りのテクニックです．患者さんに新たな提案を行い，それが受け入れられることを期待するわけですが，その一方で，患者さんがこちらの提案を受け入れない可能性も最初から考慮しています．患者さんが望んでいないかもしれない提案，断られてもすぐには困らない提案をするときに重宝します．

「それなら，ポケット型の質問は攻めのテクニック？」

——そうとも言えますが，患者さん自身が迷っている場面で特に有効です．「歯のためにはブラッシング指導を受けたほうがいいのだろうなぁ．でも面倒だなぁ．どうしよう……」と葛藤を抱えているとき，ポケット型の質問を使うことで，患者さんがすっと決断するための後押しができます．

患者さんとの間にラポールを築きつつソフトに提案を行うふろしき型の質問，患者さんの無意識に直接提案を放り込んで決断をガイドするポケット型の質問，それらは患者さんの望みや様子，状況をみながら適切に選んで使ってください．

不思議な教師のセミナーでは，このほかにもいくつかのコミュニケーション法，たとえば「隣のジョン」「例外探し」「リソース拾い」「ユーティライゼーション」なども学ぶ．
　でも僕は，診療室という空間で最も有用なのは，今回紹介した「選択肢の提示」だと思う．なので，本書では，歯科医師にとってきわめて有用なこの方法だけを紹介した．

・・・

　この日のレッスンの後，僕たちは彼の行きつけのレストランへ食事に行った．そこでもレッスンは続いた．

　——今日のレッスンでちょっと言い忘れたことがあります．
　たとえば，レストランに来るお客さんのなかには，自分で食べるものを選んだり決めたりするのが億劫な人，選ぼうにもどれがおいしいのかよくわからないという人がいます．
　そのようなお客さんのためには，ほら，ここにあるように「これがいいですよ」とお店がおすすめのメニューを示してあげると，スムーズに注文を決めることができます．
　「"今日のおすすめメニュー"って書いてあるね」

　——レストランで一番出るメニューは，たいてい"今日のおすすめ"なんですよ．

　"今日のおすすめメニュー"を選ぼうとしていた僕は，思わず苦笑してしまった．確かにそうだ．

　——ドクターたちが選択肢を提示しても迷う患者さんがいたら，これと同じ原理を用いると有効です．

先ほどのGさんの例（71ページ）でいうと，「いまの状態では，原因の歯を抜いてしまうのが一番いいでしょう」というドクターのコメントですね．あくまでも一つの参考情報というカタチで，歯科医師としての見解を伝えています．このカタチにすれば，提案や要求とはならないので，患者さんの抵抗を生じません．これによって，迷っている患者さんは安心して抜歯を選べます．

　ただし，「自分は患者さんにこれを選ばせたい！」という態度や表情がミエミエだと，うまくいきませんよ．

　さぁ，食べましょう！

Lesson 7

相手との関係を切らないためのスキル1
― イエスセット ―

今日のレッスンは昼過ぎからで，僕は時間ちょうどにアパルトマンのベルを鳴らした．ところがなんの反応もない．昨日電話したのにオカシイなぁと思い，もう一度鳴らしてみた．やっぱり反応がない．

他のドクターたちも次々到着してドアの前でしばらく待ったのだが，不思議な教師は留守のようなので帰ることにした．

そして……いた！ 彼は駅へ向かう途中のインドレストランにいた．大口を開けてナン（インドのパン）を食べている最中．僕たちが入っていくと，彼は驚いた顔をして言った．

——あれ，皆さん早いですね！

セミナー受講者は皆とっくに知っているが，彼のスケジュール管理能力には重大な欠陥があって，それはもう僕たちの間では笑いのレベルにまで昇華していた．

彼は無邪気に，そして僕たちは苦笑しながら，教室に戻った．そんなときでも，彼は途中のカフェで甘ったるいコーヒーを買うことは忘れなかった．コーヒーに関して，彼は絶対にブレないようだ．

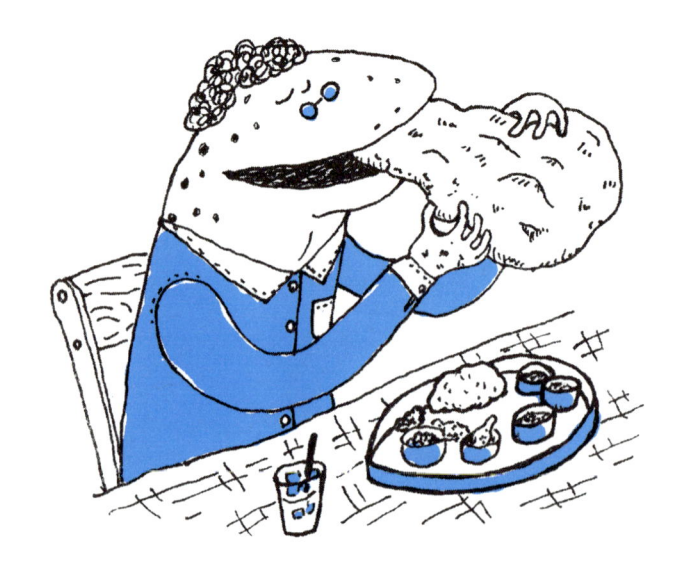

イエスセット

　──さーて，今日は皆さんに"イエスセット"を学んでもらいます．
　「イエスセット？」

　──そう．患者さんからスムーズにOKをもらうのが難しい提案，ありますよね？
　「あるねぇ，確かに」

　──たとえば，抜歯のように患者さんの抵抗が強い治療とか，治療計画を変更しなければいけないときとか．
　「モチベーションが上がりにくいブラッシング指導なんかも難しいね」

　──でしょ！　そういう難しい提案でも，患者さんが嫌がるそぶりも見せず，みずから進んで首を縦に振ってくれる方法があります．
　「やばくない？　洗脳テクニックとか？」

　──ちがいます，ちがいます．とても自然な方法です．そんなテクニックがあるなら，使えるようになりたいと思いませんか？
　「それはもちろん！」

　──今回お伝えするテクニック，実はもうすでに使っています．

　呆気にとられている僕らを前に，不思議な教師は話を進めた．

　──わからなくても心配いりません．そのぐらいさりげないものなのです．
　では，種明かしをしましょう．先ほどの会話で，「難しい提案」「抜歯」「治療計画の変更」についてのボクのコメントの終わりに，「はい（Yes）」か「いいえ（No）」のどちらかしっくりくるほうを口に出してください．

患者さんからスムーズにOKをもらうのが難しい提案，ありますよね？
（はい）
たとえば，抜歯のように患者さんの抵抗が強い治療とか？　　（はい）
治療計画を変更しなければいけないときとか？　　　　　　　（はい）

　——もうわかりましたね？　ボクは，ドクターたちが頭の中で「はい（Yes）」と答えたくなるような質問を並べました．これを "**イエスセット**" と言います．

無意識は変化を恐れる

　——ボクたちが誰かの意見，指示，提案などを受け入れるとき，それは多くの場合，自分が "何らかの変化" を受け入れることを意味します．
　たとえば「その服，君に似合ってないよ．もっと派手な色の服を着なよ」と誰かから言われたとしたら，どうでしょうか？　素直に「うん，わかった」と受け入れて，もっと派手な服を着る人はあまりいません．
　いままで地味な服を着ていた人が派手な服を着るというのは，大きな変化です．変化は良いことをもたらす可能性もありますが，常にリスクを伴います．

　——そういったリスクを避けようと，**人間の無意識は自動的に急激で大きな変化を恐れ，拒絶します**．変化をしなければ，少なくともいままでと同じ程度にはうまくやっていくことができるからです．
　「なるほど．自分でも患者さんでも，思い当たることがいろいろあるな」

　——そこで，イエスセットの出番です．**相手に変化を受け入れてもらいたいとき，イエスセットを用いることで，相手の無意識を変化に慣らし，安心させることができます．**

イエスセットでは，相手が「はい，はい，はい……」と連続的にイエスと答えたくなるような言葉をかけ続けます．イエスを取るための言葉かけは当たり前のことでよく，ともかく相手が必ずイエスと言ってくれる質問を積み重ねていきます．相手が，「ええ」「はい」「うん」などと言葉に出してイエスと言っても，頷くだけでイエスと言わなくても，どちらでもかまいません．
「そういえば，セールスマンがよく使うよね？」

——よく訓練されたセールスマンは，このスキルに長けています．というのも，こうやって**イエスを取り続けていると，相手の無意識は徐々にイエスと言うことに慣れていく**からです．

イエスがずっと続くと，徐々に個々の発言内容は気にならなくなります．無意識が，「この人の質問はどれもイエスだし，イエスと答えて問題は起きないようだ．受け入れても大丈夫なんだな」と考えるようになるからです．そのタイミングならば，相手はつい提案を受け入れてしまうのです．

さっそく僕は，診療室でイエスセットを使ってみた．
他院で作ったいびつな形の義歯の調整で来院した，50代の女性患者Hさんとの会話だ．

僕	「義歯が痛くて入れられないとのことですけど？」
患者	「はい．3カ月前に作ったのですが，慣れなくて，前の先生には毎日のように調整していただいていたのですが」
僕	「お口の中を拝見すると，前の先生のご苦労はとてもよくわかります」
患者	「そうなんですよ．前の先生も難しいとおっしゃっていました」
僕	「入れるときはそうでもないけれど，噛み始めると痛みが出てくるのでは？」
患者	「はい．時々，大きな傷ができてしまいます」

僕	「使っているうちに，その傷がまた痛みます？」
患者	「ええ」
僕	「入れ歯を調整すると，いったん良くなるけれど，今度は違うところが痛むでしょう？」
患者	「そうなんです」
僕	「硬いものは食べにくいですか？」
患者	「はい」
僕	「調整を続けても，すぐにまた痛くなると辛いですよね？」
患者	「ええ．しょっちゅう調整にうかがうと，こちらが申し訳なくて」
僕	「何でしたら，ちょっと思い切って作り直してみませんか？」
患者	「はい，お願いします」

　自分でもキモチ悪いくらいに，コンサルテーションがスムーズにできた．

　この患者さんとの会話では，僕は徹底してイエスを取り続けた．たとえば，最初の「義歯が痛くて入れられないとのことですけど？」という質問は，患者さんから聞いた症状をそのまま繰り返しただけだ．これならば，必ずイエスが取れる．

　その次の「前の先生のご苦労はとてもよくわかります」という発言も，直前の患者さんのコメント「毎日のように調整していただいていた」からわかることだ．このようにして，イエスを積み重ねていった．

　そして，最後に患者さんが受け入れにくい提案をしてみた．義歯を作り直すという提案．イエスセットが効いているので，患者さんは快諾してくれた．もし，イエスセット抜きでいきなり最後の提案をしたなら，調整を予想していた患者さんは返答を渋ったかもしれない．

　次に紹介するケースは，イエスセットを局所麻酔時に使ってみた例だ．麻酔注射の際のこんなさりげないやり取りのなかにも，イエスセットは応用できる．

僕	「はい，椅子を倒しますね」
患者	「はい」
僕	「お口を開けてもらえますか？」
患者	「はい」
僕	「じゃあ，お口をライトで照らします」
患者	「はい」
僕	「それじゃあ麻酔しますね．ちょっとだけチクッとしますよ」
患者	「はい」
僕	（注射を打つ）「はい，オッケーです．だんだん痺れてきます．それまで少し待ってくださいね」
患者	「はい」

　ここでは，局所麻酔をする前の会話がイエスセットになっている．椅子を倒すこと，口を開けること，ライトで照らすことには，患者さんは抵抗がない．その流れでイエスを取りつつ，いよいよ注射針を刺すときに「ちょっとだけチクッとしますよ」と伝える．この言葉に，患者さんは「はい」とリズムに乗って答えている．

　実は，この言葉は暗示になっている．これも不思議な教師のレッスンで教わったのだが，注射は「とっても痛い」ものではなくて，「ちょっとだけチクッとする」ものだ，ということ．その結果，患者さんは麻酔注射の刺激を，過剰な痛みではなく，「ちょっとだけチクッとする」ものとして受け取ることができる．

　不思議な教師はこうも言っていた．

　――イエスセットは，慣れてくるといつでもどこでも使えるたいへん有効なテクニックです．

メディカル・ダイアローグセミナー受講者のドクターたちも，「イエスセットを知ってから，患者さんとのやり取りが圧倒的に楽になった」と口をそろえて言います．

　最初は難しいかもしれませんが，練習すれば自然と口をついてイエスセットが出てくるようになります．逆にイエスを取らないと，気持ち悪く感じるようにすらなるでしょう．効果絶大ですので，ぜひ習得してください．

Lesson 8

相手との関係を切らないためのスキル 2
― 2つのコミュニケーションを使いこなす ―

驚きと苦笑に満ちた 4 カ月のセミナーもいよいよ最終回．
　そこで，この記録の最後に，僕がこのセミナーを受けて最も衝撃的だったことについて書こうと思う．

2つのコミュニケーション

　この日，不思議な教師は相変わらず砂糖たっぷりのコーヒーを飲みながら，僕たちにこう訊いてきた．

　──夫婦喧嘩をして，奥さんが「追わないで！」と言って出て行ってしまいました．さて，ドクターたちならどうしますか？

　受講生は皆，口々にこう言った．
「そりゃ，追いますよ」
「追わなきゃまずいよね」
「実際に追いました……」

　──でも皆さん，考えてみればオカシイと思いませんか？
「追わないで」と言われているのに，追う．追われるほうも，きっと追ってきてほしいと思っているでしょう．これって，とても不思議なコミュニケーションですよね？
　そこで，セミナーの最後に，この不思議なコミュニケーションの謎を考えてみたいと思います．

　──まず，ボクたちは他人に動いてもらいたい場合，2 つの方法を使います．
　一つは，言葉による直接的な情報"**メッセージ**"で伝える方法（**直接的コミュニケーション**）．

もう一つは，表情，態度，声のトーン，人間関係や置かれた状況などから受け取る情報"**メタメッセージ**"から，相手にこちらの意図を察してもらう方法（**間接的コミュニケーション**）．先ほどの「追わないで！」の例は，こちらです．
　それにしても，僕たちはなぜ 2 つのコミュニケーション方法を使うのでしょう？
　「そう考えてみると不思議だね．どちらか一方だけというのも，問題あるような気もするけど」

　――そう．人は 2 つのコミュニケーションをそれぞれ使い分け，駆使しながら他人とコミュニケーションを図っています．2 つのコミュニケーションには，それぞれ別の目的があるからです．
　たとえば，ドクターたちは診療中に必要な器材があったら，スタッフにどう伝えますか？
　「××を持ってきてくださーい！　かな」

　――そうですよね．このとき，間接的コミュニケーションを用いたらどうなるでしょう？
　「……うわー，ややこしい」（一同笑）

　――でしょ！　直接的コミュニケーションは主に問題の解決を図るときに威力を発揮します．
　そうはいっても僕の経験上，ドクターたちも間接的コミュニケーションを使って指示しているときがあると思いますよ．
　診療室が暑いとき，「なんか今日，暑くない？」と周りに聞いてエアコンの温度を下げてもらう人，いませんか？
　（一同，下を向いて苦笑……）

　――察しのいいスタッフには，それで十分なのです．

でも、そうでないスタッフがいたとしたら、ドクターたちはこう思いませんか？「ああ、気の利かないスタッフだ！」と。
「僕、そう思っていたなぁ」（一同頷く）

　——思い当たることあるでしょ？
　でも、皆さんのオフィスの「気の利かないスタッフ」って、実は直接的コミュニケーションに切り替えればとても優秀なのかもしれません。だからそんなときは、直接指示するほうがスムーズです。
　「今日暑くない？」ではなく、「エアコンの温度、下げてください」と言えばいいのです。
　「なら、間接的コミュニケーションの目的はどう考えればいいの？」

　——先ほどの「追わないで！」と出て行った奥さんの目的はなんでしょう？
　「本当は、ダンナさんに追いかけてきてもらいたかったんだろうな」
　（一同頷く）

　——そう。言い換えると、自分の気持ちを相手に察してもらうことを目的にしています。
　察してもらうことによって承認してもらうための行動。つまり、**間接的コミュニケーションは承認欲求を満たすためのもの**なのです。
　いくらダンナさんに追ってきてもらいたくても、奥さんが「私を追いなさい！」と言って、ダンナさんが「はいっ！」と追いかけたのでは、まるでコメディですからね。
　（一同爆笑）

　——このように、言ったとおりにやってもらうのでは意味がないこともあるのです。
　その場その場において、相手のコミュニケーション方法がどちらなのかを正確に判断しないと、コミュニケーションはスムーズにいきません。

診療室における間接的コミュニケーション

　——診療室において，患者さんに動いてもらいたい，協力してもらいたい，などの場面は多々あると思います．患者さんに直接的コミュニケーションを使うことは普通でしょうけれど，ケースによっては間接的コミュニケーションの使い方を知っていると，非常に便利なツールになります．

　——さて，ドクターが患者さんの口の中をチェックしたところ，奥歯のブラッシングに取り組んでもらう必要があるな，と感じたとします．
　それを患者さんに伝えるとき，直接的コミュニケーションを用いる場合は，「もっと奥歯を磨いてください」とシンプルに言うだけです．
　「僕はいつもそうしているけど，ほかに言い方あるかなぁ？」

　——間接的コミュニケーションを用いる場合は，全く違うアプローチになります．前歯が磨けていたなら，「前歯がきれいに磨けていますね．奥歯の磨き方もそのうち慣れてくるでしょう」と，嬉しそうに言うとよいと思います．「奥歯を磨け」と直接的な指示はしません．
　それでも，患者さんの多くは「もっと奥歯を磨かなければ」と思うはずです．なぜそう思うのでしょうか？
　「言葉の裏を察するから？」

　——そう．「前歯がきれいに磨けていますね」という言葉は，患者さんの口の中の情報を伝えているだけですが，それを嬉しそうに言われれば，患者さんはドクターが「奥歯も同じように磨いてほしい」と思っていることを察します．
　ラポール（治療的信頼関係）が成立していれば，患者さんはできるかぎり歯科医師の期待に応えたいと思うでしょう．**人は基本的に，他者の期待に応えたいと思うもの**．これが，間接的コミュニケーションで相手が動いてくれる原理です．

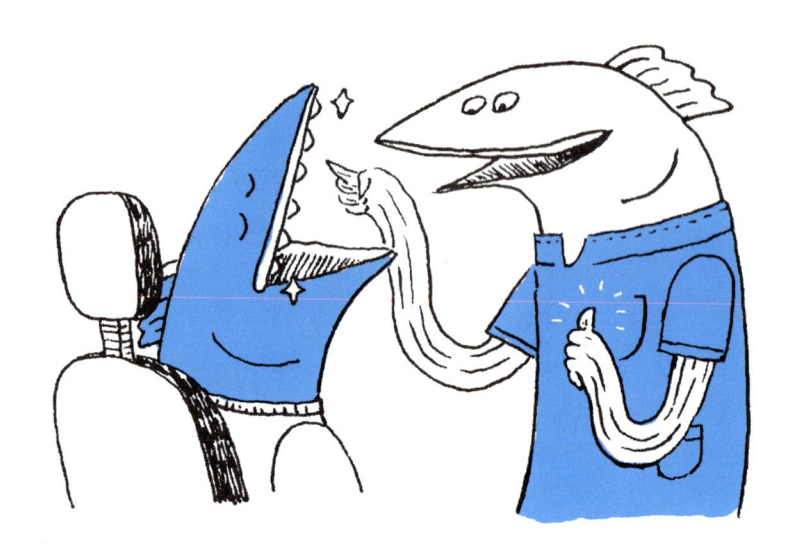

人間は，たとえ金銭や地位に恵まれていても，他人から認められなければ生きる価値を見出せません．**承認欲求というのは，人間の存在の根幹に関わるとても重要な問題**なのです．

　承認欲求に鈍感な僕には，耳の痛い話だった．

　——ですから，ドクターたちには，スタッフや患者さんの話を聞くとき，「これは問題解決を目指すための言動？　それとも承認を求める言動？」と考える癖をつけてもらいたいのです．2つのコミュニケーションを使いこなすことで，確実に"できる人"になれます．

　できる人かぁ……．そういわれれば，僕の周りにも，自然に2つのコミュニケーションを使いこなしている人がいる．そして確かに，社会でとても評価されている人たちだ．

解決志向と承認志向

——2つのコミュニケーションの使い分けは，相手の性格のタイプによっておおまかに決めることができます．

ブラッシング指導を受けている患者さんについて考えてみましょう．同じスタッフが同じ指導をしても，患者さんによって反応はさまざまですよね？

不思議な教師はホワイトボードにこう書いた．

解決志向の患者
「どうしたらうまくブラッシングできるか？」という解決方法に興味をもつ

承認志向の患者
「どうしたら褒められたり，評価されるか？」という承認方法に興味をもつ

僕の診療室でのブラッシング指導は，ほとんどがメッセージ主体の直接的コミュニケーションだった．そしてこの話を聴いて，ひょっとしたらそこにメタメッセージを用いた間接的コミュニケーションによる指導を加えると，もっと効果的かもしれない，と感じた．

——解決志向が強い患者さんは，目の前の問題を解決することに興味があり，直接的でわかりやすい物言いを好みます．ですから，直接的コミュニケーションを用いて，具体的にはっきりと詳細に，解決に役立つ情報を与えると喜んでもらえます．

これは，解決志向の強いスタッフに対して指示を出すときも同じです．曖昧な点を残さず，細かいところまではっきりと言葉で示すことが必要です．
　「"はっきり"って，どの程度？」

　──たとえば，診察室の掃除を頼むとき，「適当にきれいにしておいて」といった曖昧で具体性のない指示を出すと，解決志向の強いスタッフは「適当ってどのくらいなのかわからない…」と感じ，かえって困ってしまいます．ですから，「この棚の上は指でなぞってもホコリが付かない程度にしっかり拭いておいてください」などと具体的な指示をしてください．
　解決志向の強い人は，自身が要望を出すときにもはっきりとそのままの意味で言葉にします．変に裏読みをせず，言われたとおりに相手が従うことを求めます．

　なるほど．僕はこの話を聞くまで，具体的に指示を出さなくともこちらの意を汲んでくれるスタッフを"よいスタッフ"と思ってきた．でもそれでは，解決志向が強いスタッフだと，たとえ有能であっても動いてくれないだろう．僕の中で，スタッフに対する考え方が少し変わるような気がした．

　──解決志向が強い人は，間接的コミュニケーションに対して，「まわりくどくて理解しにくい物言いだな」といらだつことがあります．また，問題解決につながらない単なるおしゃべりや世間話を「面倒で不毛なムダ話」と捉え，そういう話題を振ってくる人に，「相手をするのも面倒だから黙っていてくれないかな」と思っていることがあります．
　興味がなさそうな表情や不快そうな表情をしていないか，よく観察して注意してください．
　「ううっ……．これってまさに僕のことじゃない！？」

　──わかります！（笑）
　その一方で，承認志向が強い人は，相手から承認されることに興味があり

ます．良好なコミュニケーションを築くには，「この歯医者さんは私を褒めてくれている」「評価してくれている」と感じさせることが重要です．

　効果的なのは，「すごいですね！」「素晴らしいですね！」「いいですね！」の3つの承認ワードを笑顔で言うこと．

　また，このタイプの人は，自分の話をするのが好きです．自分の話を相手が興味をもって聞いてくれることで，"自分は承認されている"と実感することができるのです．

　ですから，歯科治療に関係のない話であっても，にこやかに相槌をうちつつ話を聞くようにするといいでしょう．そうすることで，ラポールが患者さんとの間に形成され，「あの先生の言うことだから」と医学的な指示にも素直に従ってくれるようになります．

　振り返ってみると，僕は承認欲求の強いタイプの患者さんはやや苦手で，治療中にいらだっていることもあったかもしれない．患者さんたちの顔が，次々に目に浮かんだ．

　でも，コミュニケーションの違いを知ると，逆にこの違いを興味深く思えるようになった．

　——これは覚えておいてください．承認志向の強い人は"人につく"，つまり相手が"いい人"かどうかを見て，"いい人"の言うことにはすべて従う，という傾向が強いのです．

　「技術よりも人柄を重視するということ？」

　——その傾向があります．それに，シンプルな直接的指示を連続して受け取ると，それを不快に感じることがあります．「私は奴隷じゃない！」「何だか怒られているみたい」「命令ばかりで感じの悪いドクター！」と思いがちです．

　ですから，「歯ブラシを右手にもってください」よりも「歯ブラシを右手にもっていただけますか？」と**疑問形で指示を出すのが有効**です．

解決志向の強い患者さんへのアプローチ

・問題解決に役立つ，正確で内容の濃い詳しい情報を提供する
・直接的ではっきりとした言葉づかい（文字どおりの意味で）
・患者から言われたことには，言われたとおりに従う（裏読みしない）
・無理に世間話などはしない

承認志向が強い患者さんへのアプローチ

・承認ワード「すごいですね」「素晴らしいですね」「いいですね」を多用
・名前で呼びかける回数を増やす
・笑顔で対応する
・歯科治療と関係のない話も聞く
・指示は「○○をしていただけますか？」と疑問形で
・指示と指示の間に承認ワードをはさむ（サンドイッチ作戦）

最後に，不思議な教師が教えてくれた実用的なスキルを一つ紹介しておく．彼はそのスキルを"**サンドイッチ作戦**"と名付けていた．要するに，直接的指示と承認ワードを組み合わせて人を動かすスキルだ．
　いま，僕はこのサンドイッチ作戦を毎日診療室で使っている．義歯の咬合採得時の会話例を読んでみてほしい．

歯科医師	「少し大きめにお口を開けてください」
患者	「はい」（指示を実行する）
歯科医師	「いいですね！　そういう感じです．では，あご全体の力を抜いていただけますか」
患者	「はい」（指示を実行する）
歯科医師	「はい，OKです．次に私が下あごを軽く押さえるので，押されながら軽く噛んでください」
患者	「はい」（指示を実行する）
歯科医師	「Jさんは非常にスムーズに治療が進んでやりやすいですね！　では，その位置でしばらく動かさないでください」

　少々極端に書いたが，承認ワードをかけ慣れないうちは，このくらい大げさに試してみるとよいと思う．
　「そうですね」「はい，OKです」など，「あなたの行動は正しく，私はそれを嬉しく思っています」という気持ちが伝わるような言葉が承認ワードだ．ドクターが患者さんの行動一つひとつを承認することで，患者さんは「自分は良い患者と思われている」と安心できる．
　承認志向が強い患者さんの場合，承認ワードが足りないと，ドクターの側がなんとも思っていなくても，「自分に対して怒っているのではないか？」「嫌われていないか？」「バカにされていないか？」と，次第に不安な思いを募らせてしまうことがあるので，気をつけてほしい．

間接的コミュニケーションの効果をはっきり意識し始めた僕は，それまでの世界の見方を変えることにした．
　見方を変えると風景が変わった．
　それまで不可解だった患者さんや周囲の人の言動を，一種のメッセージと捉え，察してあげると，とても関係がスムーズにいくことに驚いた．また自分の要望も，相手にストレートに言うばかりでなく，間接的コミュニケーションを使うと，実はそちらのほうがすんなり応じてもらえるケースが案外あることも新鮮であった．

　たとえば，無断キャンセルを繰り返していた患者さんが予約を取り直してきたときのことだ．
　いままでの僕は，そのような患者さんにはストレートに，「無断キャンセルは困ります」と伝えていた．それで関係が悪くなることもあるし，悪くならないこともある．伝え方ばかりでなく，患者さんの捉え方にもよるのだろう．

　このときはちがった．
　「先日，お時間になってもお越しにならなかったので，交通事故にでもあわれたのでは？　体調を崩されたのでは？　と，とても心配しておりました．大丈夫ですか？」と言ってみたのだ．
　それ以降，その患者さんの無断キャンセルはなくなった．

エピローグ

　最後のレッスンが終わり，僕たちのグループは連れだってスペイン風のバルでささやかな夕食を共にした．ブルーカラーの人々が集う，とても活気のある店だ．

　そのときに，僕はずっと疑問に思っていたことを不思議な教師に質問することにした．それは，催眠術を使えばどんな患者さんも指示に従ってくれるのではないか，ということだ．
　というのも，彼は，医療者向けコミュニケーションセミナーのほかにも，セラピスト向けに催眠誘導のセミナーを不定期で開催しているのだ．
　だが彼は，僕の疑問にきっぱりこう答えた．

　――人を思いどおりに動かすのは，催眠術を使っても不可能ですよ．
　「ええ？　そうなんだ．じゃあ，テレビでやっている催眠術はやらせ？」

　――上手い催眠術師だったら，被験者は本当に催眠にかかっていると思いますよ．でも，催眠術が成功する最大の理由は被験者自身が，催眠術にかかりたいと望んでいるからです．もしくは，催眠術にかかることで大きなメリットがある場合です．かかりたくない人に催眠術をかけることは，どんな凄腕の催眠術師でも不可能なんですよ．
　だから，ショー催眠のプロは，催眠術にかかりたい人を事前に慎重に選びます．その場面はテレビでは流れませんけどね．
　「へえー．催眠術も"相手の望み"が大切なんだ」

　――もちろん．というよりも，催眠はコミュニケーションの延長にすぎません．催眠術も相手との信頼関係を成立させることから始まります．その前提は「催眠術にかかってみたい」という望みなのです．

ボクがドクターたちに教えた内容は，すべて医療催眠にも応用可能です．だって，ミルトン・エリクソン博士はもともと催眠療法家なのですから．
　ただ，博士の晩年の臨床では，催眠を使う機会は限られていたようです．というのも，わざわざ催眠状態にしなくとも暗示は入りますからね．それでも晩年の博士の臨床記録を読むと，催眠の凄みが増しています．被験者と世間話をしていくうちに，いつの間にか催眠状態に入れているのです．
　「ええ？　それはすごい！　僕なんて一度もそういう体験をしたことがないから，ピンとこないけど」

　──催眠状態というのは別名，トランス状態と呼びますけど，実はドクターたちも，1日に何度も入っているはずです．なにかに集中していて，あっという間に時間が経っているときってあるでしょ？
　「あるある．タービンで歯を形成しているときや外科手術のときはあっという間に時間が過ぎるな．あと，パソコンやゲームをしているときも！」

　──そう．それが"トランス状態"です．だから，催眠状態なんて別に珍しいことではないんですよ．
　セラピストが催眠を使うのは，人によってはそのほうが暗示が入りやすいから．クライアントが「自分の問題を解決したい」と強く願ってセラピストを訪れ，催眠を使って無意識に直接アクセスするのが有効だと言われれば，少しは「催眠状態に入ってみようかな」という気持ちになるでしょう．
　「なるほどね！」

　──初めて催眠にかけられる人は，たいてい不安を感じているものです．そこで，イエスセットなどのペーシングを使ってラポールを築きながら，相手の不安を和らげ，少しずつ，少しずつ変化に慣らしながらトランス状態へ誘導していく．その一連の流れと作業は，ボクがドクターたちにお話ししてきたコミュニケーションのスキルに似ていませんか？　催眠を使うセラピストは，別に魔法を使っているわけではないんですよ．

「そうかぁ．じゃあ，僕たちはこのセミナーで学んだメディカル・ダイアローグのスキルをしっかり磨けば，熟練のセラピストに近づけるかな．どんなに治療技術に優れていても，医学的に妥当な治療計画を患者さんに受け入れてもらえないことで悩んでいるドクターはけっこういるからね」

——医学的に最良の判断であっても，患者さんがそれを望まなければ，受け入れてもらうのは無理です．

たとえば，手術が必要なのに，どうしても手術を受けたくないという患者さんっていますよね？ "手術"というと，無意識のレベルで血みどろのホラー映画なんかを連想して，ドクターから「そんなに血は出ませんよ」なんて言われても，アタマではわかっているのにどこか引っかかる感じがして決断できない．

そんなときこそ，問診で患者さんの"望み"や解決像を訊き出すことが大切です．そういう患者さんでも，診療室に来ている以上，何らかの望みがあるはずなのですから．患者さん自身が，望みを達成するために外科手術が必要だと気づいたら，ドクターの提案を受け入れる可能性が格段に増します．

ドクターたちの多くは，問診で病歴や主訴は上手に訊き出すけれど，「どうなったらいいなぁ，と思いますか？」などと患者さんの望みや解決像を訊く質問がとても少ないです．

「僕もセミナーを受けるまでは，患者さんの望みをここまで明確にするなんて考えたこともなかった」

——それと，"断る自由"を与えることです．逆説的ですが，患者さんにそれを与えることで治療がスムーズに進む場合が多いのです．大切なのは，"外科手術を受ける"という選択肢と，"断る"という選択肢を提示すること．断れない状況になると，患者さんの無意識は"断る"という選択肢に向かってしまいますからね．

「"抵抗"という考え方だね（25ページ）．僕はコレ，毎日診療室で実感しているよ．断る自由を患者さんに与えると，臨床がとても楽になる」

——そうなんですよ．歯科医院というのは多くの患者さんにとって非日常の空間なので，十分な信頼関係を構築するのは難しい面があると思います．よかれと思って勧めたことが拒否されてしまうことも多々あるでしょう．

　「僕もそうだったけど，"患者さんを救いたい"という思いが強いほど，つい自分が最良と思っている治療法を受けるよう説得してしまう．それで患者さんに断られると，"ナンデ？"って思ってしまうんだよな」

　——自分の技術に自信のある人ほど，そう思う傾向がありますね．おそらく，アドラー心理学でいう"課題の分離"ができていないからです．アドラー心理学では，まず"自分の問題"と"他人の問題"との境界をはっきりさせなさい，と教えます．

　たとえば，ドクターの治療計画ではなく患者さんの希望を取り入れた妥協的な治療を行って良い結果が出なかったら，ドクターはどう感じます？

　「ずっと悔いるだろうな．患者さんをもっと説得しておけば，なんてね」

　——ボクは悔いる必要は全くないと思います．だって，**どういう治療を受けるかは患者さんの問題であって，ドクターの問題ではない**からです．患者さんの問題との境界がないと，ドクター自身が苦しくなりますよ．

　「苦しくなるってどういうこと？　患者さんと親しくなって，親身に問題を解決してあげようとするのは，とてもいいことだと思うけど」

　——ダンスは，お互いの距離が近すぎると踊れません．適切な距離があってはじめて人を魅了するダンスが踊れますよね．それと同じことです．

　相手との距離が近くなることと，親しくなることは全く別なんですよ．境界がなく，距離が近くなりすぎると，やがて相手が自分の意に添わないことでストレスを感じます．恋人が電話に出ない，メールの返事がすぐ返ってこないと悩む人はこれに当てはまります．「患者さんが思いどおりの治療をさせてくれない」と愚痴るドクターも然り．これはとても不健全な関係です．

　「"自分の定義"が大きくなりすぎた状態だね（13ページ）」

——そうです．ここがあいまいだと，ドクターと患者さんの間でさまざまなトラブルが生じます．患者さんのほうも，自分のわがままを訊いてくれないドクターやスタッフに対して不満を感じるようになるかもしれません．
「それなら，僕たちはどういう態度で患者さんに接すればいいのかな？」

——まずは，患者さんとの間に明確な境界を引くことです．
「患者さんに冷たい先生って思われないかなぁ？」

——勘違いしないでほしいのは，明確な境界を引くことは患者さんとのコミュニケーションのゴールではなく，あくまでスタートだということです．
　そこで患者さんの望みを明らかにして，それに対して最もハッピーになるプランを伝えること．患者さんが迷ったら，断る余地を与え，関係を切らないで見守ること．提案したプランが受け入れられなくとも，それは"患者さんの選択"として捉えること．
　そして最も大切なことは，「いつでもあなたをサポートしますよ」というメッセージを伝えておくこと．これが診療室における"幸せな関係"ではないでしょうか．

　このアドヴァイスは，完璧な技術を追求してばかりで，患者さんとの"幸せな関係"を考えずに歯科医師をしてきた僕を，とてもすっきりした気分にしてくれた．そして，あらためてこのメディカル・ダイアローグのセミナーを受けて良かったと思った．

　最後に，例のスタッフ（61ページ）のその後も書いておこう．

　僕と面談をしてから2週間後，突然，彼女は電話で翌日退職すると伝えてきた．面談のとき，彼女の将来の望みを訊き出せたので，僕は最後に「この職場にいて，それが可能だと思いますか？」と質問した．読者の皆さんには，彼女の心の中に何が起こったのか，もうおわかりだと思う．

スタッフが1人去ったにもかかわらず，翌日から診療室は和やかな空気に包まれた．患者さんにも，それがわかるようだった．
　その後まもなく新しいスタッフを迎えて診療室は再スタートした．僕はやっと診療業務に集中できるようになった．ホッとしている自分がそこにいた．

　メディカル・ダイアローグのセミナーを修了しても，初めの頃はレッスンで学んだことを活かせずに立ち往生することがあった．
　でも最後のレッスンで，不思議な教師はこのことをまるで予見していたかのように，僕たちにこう言っていた．

　──大丈夫です．ボクの経験上，ある日突然できるようになりますから．

　そのとおりだった．
　もちろんしくじることもあるが，そんなときは「それはなぜなのか？」を分析できる"もう一人の自分"がいる．

　そして，セミナーを受けてから半年後のある日，僕の携帯電話に，あの不思議な教師が電話をかけてきた．
　懐かしい声で，だが少々バツが悪そうに，彼はこう言った．

　──ドクター，お忙しいところ突然すみません．あのぅ……詰め物が取れちゃったんですけど……．

　僕はこう訊いていた．
　「どうなったらいいなぁ，と思いますか？」

　最後まで読んでくれてありがとう．

もっと勉強したい方へオススメの本

1) アンコモンセラピー　ミルトン・エリクソンのひらいた世界．ジェイ・ヘイリー（著），高石 昇，宮田敬一（訳）．二瓶社，2001．
2) ミルトン・エリクソン入門．ウィリアム・ハドソン・オハンロン（著），森 俊夫，菊池安希子（翻訳）．金剛出版，1995．
3) ミルトン・エリクソンの心理療法セミナー．ジェフリー・K・ゼイク（編），成瀬悟策（監訳），宮田敬一（訳）．星和書店，1984．
4) 責任という虚構．小坂井敏晶．東京大学出版会，2008．
5) ブリーフセラピーの再創造　願いを語る個人コンサルテーション．ジョン・L・ウォルター，ジェーン・E・ペラー（著），遠山宜哉，花屋道子，菅原靖子（訳）．金剛出版，2005．

あとがき

　この本は，医療関係者向けの「メディカル・ダイアローグ基礎コース」の内容の一部を物語風に書き下ろしたものです．尾谷にとっては処女作，大野にとっては2冊目の著作になります．

　著者の一人，尾谷の元々の仕事は"教育カウンセラー"です．子育てに悩む親，問題行動のある子ども，コミュニケーションで悩む人を対象に個人セッションも行います．

　仕事のないときは，時空を超越して読書と思索に耽る"不思議な人"で，そのことは本人も認めています．その一方で，毎年，富士スピードウェーで開催される"スーパーママチャリグランプリ"へも出場中．

　もう一人の著者大野は，『では，予防歯科の話をしようか——マーロウ先生の北欧流レッスン』（2010年，医歯薬出版刊）の著者としてご存知の方も多いでしょう．

　その第1作目を著しているときに，「結局，予防歯科とは，まず患者さんに行動してもらうことだ」と考え，尾谷の下で学びはじめたのがメディカル・ダイアローグ誕生のきっかけでした．ただ，メディカル・ダイアローグを学んでも，家ではまるで5歳児のような自由奔放さで，周囲を呆れさせている……これは家族のコメント．

　この本の登場人物はすべて架空ですが，読者の中には自分がモデルではないかと思う方もいるでしょう．それだけ多くの人が同じことで悩んでいると思います．

　また，"不思議な教師"に関しては，「ボクらしき人が出ている」と，尾谷はまるで他人事のように言っていますが，その判断は過去のコース受講生に委ねたいと思います．

最後に，本の中でもいろいろ書きましたが，メディカル・ダイアローグの奥義はたった一つで，それは"相手の望みを訊き出す"ということです．

　トレーニングを受けると，これが簡単なようで実に難しいことに気づき，さらに望みを訊き出すことに長けてくると，"人の望み"というものはとても不思議なもので，多様な構造と階層をもっており，人は無数の望みを抱えながら生きているという事実に驚くでしょう．

　そして，その望みが"訊く"ことにより明らかになると，相手も自分も感動すらすると思います．

　ですから，メディカル・ダイアローグでは望みを訊くことがスタートであり，またそれができれば問題の8割は解決したことになると考えます．あとは，患者さんが動くときに，背中をそっと押してあげたり，途中にある邪魔なものをよけてあげたりすればよいのです．

　メディカル・ダイアローグをもっと勉強したい方は，トレーニングプログラム（http://dialogue-technology.com/）を受講してくださってもよいですし，またはメディカル・ダイアローグの理論的支柱となっている本（107ページ）を読んでみることをお勧めします．

2014年秋

尾谷幸治・大野純一

本書のご感想は，大野のメールアドレス（bbking3@gmail.com）までお寄せください．

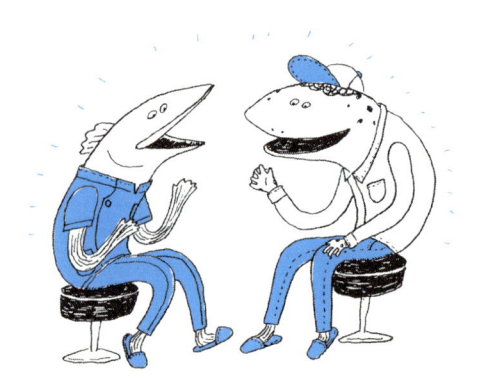

【著者略歴】

尾谷　幸治（おたに　こうじ）
1998年　慶應義塾大学文学部卒業
2005年　大手学習塾講師を経て教育カウンセラーとして独立
2011年　メディカル・ダイアローグ トレーニングプログラム主催
2017年　群馬大学医学部医学系研究科生命科学専攻
　　　　http://dialogue-technology.com/

大野　純一（おおの　じゅんいち）
1993年　東京歯科大学卒業
　　　　東京医科歯科大学歯科保存学第2講座
1997年　スウェーデン・イエテボリ大学留学（～2001年）
2003年　大野歯科医院
　　　　https://maebashi-dent.com/

患者はなぜあなたの話をきかないのか？
メディカル・ダイアローグ入門　　ISBN978-4-263-44426-9

2014年11月10日　第1版第1刷発行
2025年 7月10日　第1版第5刷発行

　　　　　　　　　著　者　尾　谷　幸　治
　　　　　　　　　　　　　大　野　純　一
　　　　　　　　　発行者　白　石　泰　夫
　　　　　　　　　発行所　医歯薬出版株式会社

〒113-8612　東京都文京区本駒込1-7-10
TEL. (03) 5395-7638（編集）・7630（販売）
FAX.(03) 5395-7639（編集）・7633（販売）
https://www.ishiyaku.co.jp/
郵便振替番号 00190-5-13816

乱丁，落丁の際はお取り替えいたします．　　　印刷・真興社／製本・愛千製本所
© Ishiyaku Publishers, Inc., 2014. Printed in Japan

本書の複製権・翻訳権・翻案権・上映権・譲渡権・貸与権・公衆送信権（送信可能化権を含む）・口述権は，医歯薬出版（株）が保有します．
本書を無断で複製する行為（コピー，スキャン，デジタルデータ化など）は，「私的使用のための複製」などの著作権法上の限られた例外を除き禁じられています．また私的使用に該当する場合であっても，請負業者等の第三者に依頼し上記の行為を行うことは違法となります．

|JCOPY|＜出版者著作権管理機構 委託出版物＞
本書をコピーやスキャン等により複製される場合は，そのつど事前に出版者著作権管理機構（電話03-5244-5088，FAX 03-5244-5089，e-mail:info@jcopy.or.jp）の許諾を得てください．